건강메시지 호전반응

건강메시지 호전반응

초판 1쇄 2009년 02월 13일
초판 43쇄 2024년 09월 10일

지은이 최혜선, 조종술
펴낸이 이태규
북디자인 강민정 • **일러스트** 김대중 • **영업마케팅** 유수진 • **전자책** 김진도

발행처 아이프렌드
주소 대전광역시 서구 괴정로 107 연흥빌딩 201호 (괴정동 53-10번지)
전화 042-485-7844 **팩스** 042-367-7844
주문전화 070-7844-4735~7
홈페이지 www.ifriendbook.co.kr
출판등록번호 제 305 호

ⓒ최혜선, 조종술 (저작권자와 맺은 특약에 따라 검인을 생략합니다.)
ISBN 978-89-6204-312-9 (03510)

이 책은 저작권법에 따라 보호받는 저작물이므로 무단 전재와 무단 복제를 금지하며,
이 책 내용의 전부 또는 일부를 이용하려면 반드시 저작권자와 아이프렌드의
서면동의를 받아야 합니다.

• 값은 뒤표지에 있습니다.
• 잘못된 책은 구입처에서 바꾸어 드립니다.

건강메시지

호/전/반/응

공저 **최혜선 · 조종술**

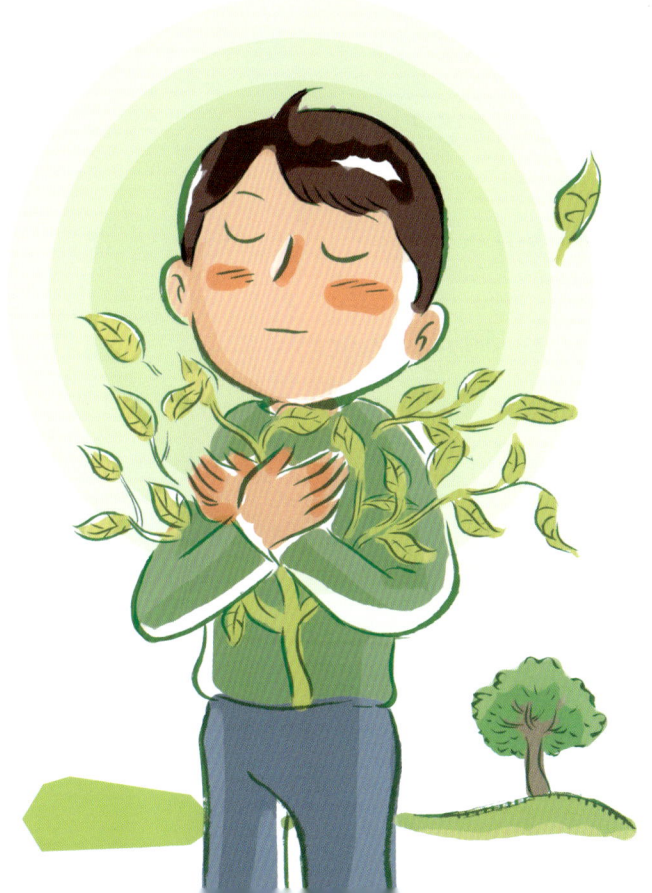

| 목 차 |

머리말 ··· 06

그림으로 보는 호전반응 ······································· 08

01 호전반응의 정의 ·· 25

02 자연요법과 화학요법의 다른 점 ···················· 26

03 호전반응의 분류 ·· 28

04 호전반응은 독소제거 반응이다 ······················ 30

05 호전반응의 정의와 잘못된 현대 서양의학 ······ 56

06 호전반응의 근원은 열에너지다ㆍ······················· 64

07 현대 서양의학으로는 호전반응을 설명할 수 없다 ········· 70

- » 간장과 비장
- » 폐와 대장
- » 위와 비장
- » 신장과 방광
- » 심장과 소장

08 호전반응을 높여라. 그러면 건강해질 것이다! · 104

09 미국을 강타한 동양의학(대체의학) ············ 110

10 위의 냉기와 유방암, 그리고 호전반응 ········· 116

11 당뇨병도 위장병의 냉병이다 ····················· 120

12 호전반응은 일시적인 아픔을 동반하지만, ······ 124
그것이 진정한 치유의 길이다.

| 머리말 |

21세기의 건강은 해독(디톡스)이다.

지금 화학 비료로 인한 토양오염과 수질오염, 식품오염 등의 지구 환경공해가 인간체내 오염을 야기하고 있다. 양날의 칼인 인간의 기술과 문명의 발달은 편리함의 뒷면에 불행을 낳고 있다. 이런 수많은 문제점들은 한 사람 한 사람에게 관련되어 있다. 그 중 가장 시급한 문제가 식품오염이다.

농작물의 생산성을 높이기 위한 무분별한 농약사용과 식품상품 가치를 높이기 위한 식품 첨가물이 인체오염을 초래한다. 식품에 첨가되는 약 400종의 식품첨가물이라는 화학물질이 우리를 병들게 한다. 또한 화장품과 샴푸, 머리 염색약 등의 미용제품도 서서히 그 화학독성이 체내에 축적되어 갈수록 심각한 문제를 일으킨다. 세계적으로 식품첨가물, 가공식품이 증가하고 더불어 질병 또한 더욱 증가한다. 그래서 알레르기, 천식, 아토피, 우울증 등을 문명병이라고 한다. 현재 국경을 초원하여 해독 열풍이 계속 불고 있다. 체내에 화학물질이 있는 한 해독의 중요성은 사라지지 않을 것이다. 인체 내부의 화학물질(독소)을 어떻게 해독할 것인가?

이것이야말로 21세기의 건강 키워드이다. 몸 안의 독소를 해독에서 배출하지 않으면 건강할 수 없는 시대에 우리가 살고 있다. 해독은 오염 속에서 생존하는 인류의 건강을 추구하는 시대적 소망이기도 하다. 해독할 때 일어나는 호전반응 과정을 통해 비로소 몸 안의 건강 스위치가 켜진다.

저자 역시 수년간 많은 호전반응을 거치면서 건강을 찾았기에 독자 분들도 자연회복, 호전반응을 거치면서 자연으로 돌아가는 차원의 호전반응을 잘 인식해주길 당부한다.

공동저자 최혜선

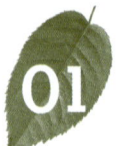

01 지금 食이 위험하다.
인류는 食으로 자멸할 것인가?

그림으로 보는 호전반응

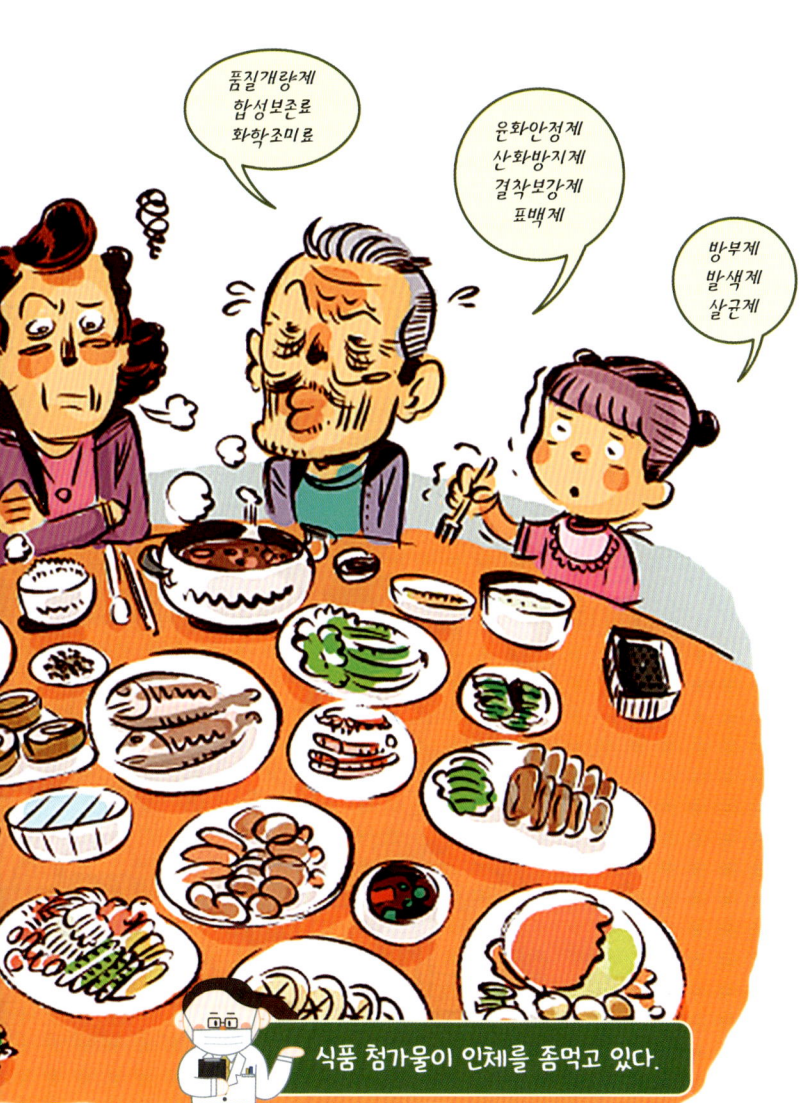

02. 환경오염 순환도

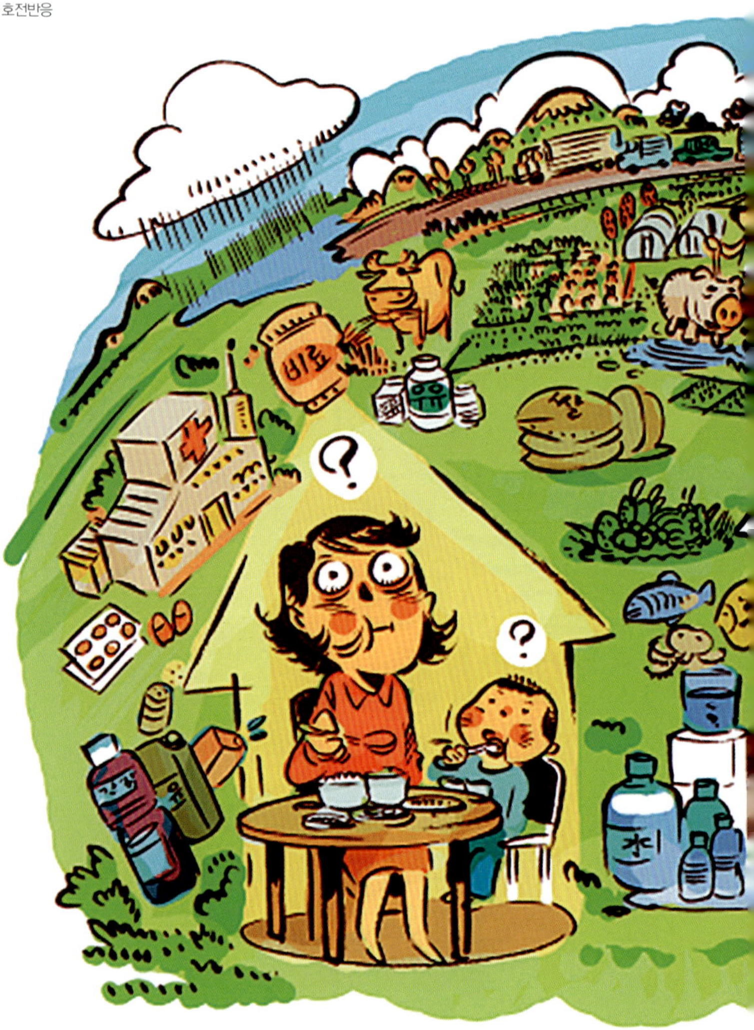

그림으로 보는 호전반응

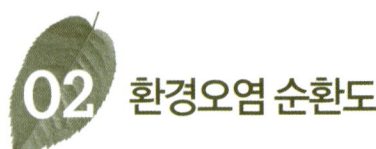

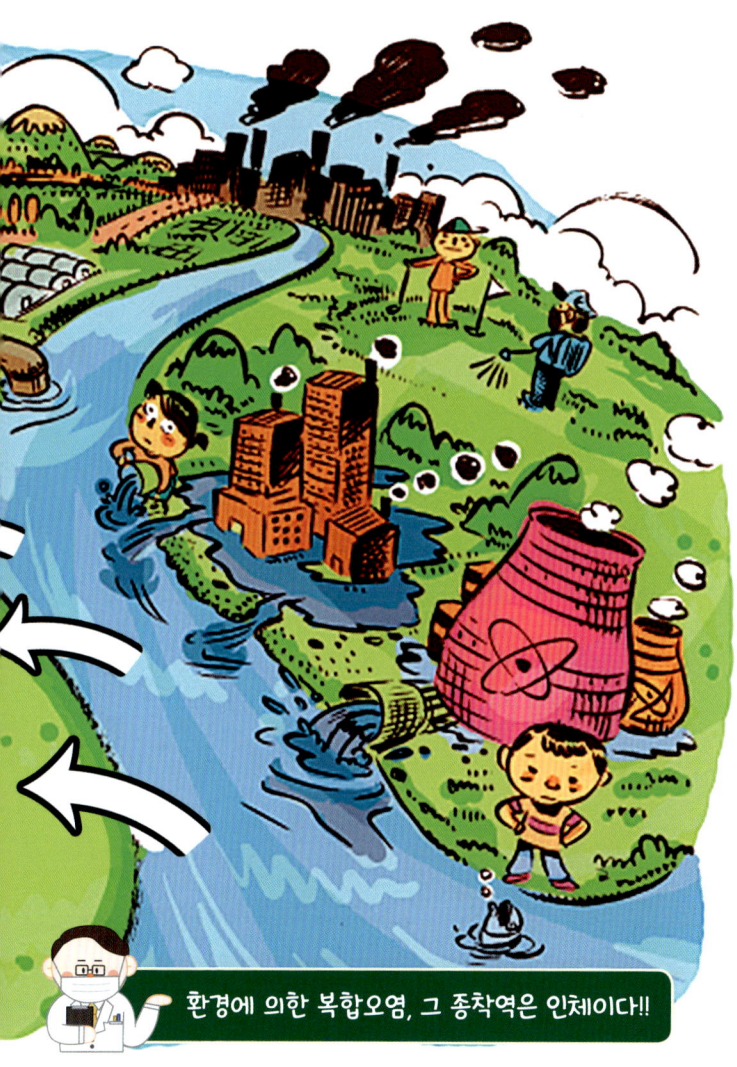

환경에 의한 복합오염, 그 종착역은 인체이다!!

그림으로 보는 호전반응

03 호전반응을 일으키는 요인

그림으로 보는 호전반응

체외요인

운동부족, 스트레스, 농약, 가정환경, 식품첨가물, 의약품, 환경오염, 외상

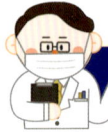

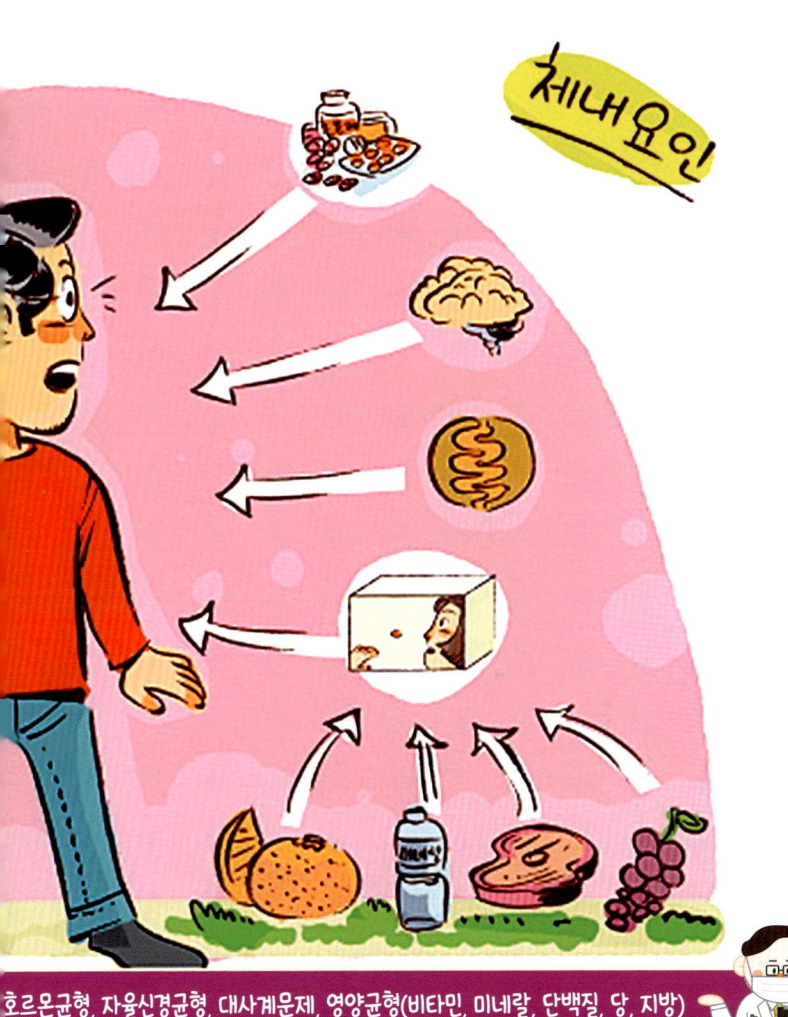

호르몬균형, 자율신경균형, 대사계문제, 영양균형(비타민, 미네랄, 단백질, 당, 지방)

그림으로 보는 호전반응

04 자연으로 돌아가자

그림으로 보는 호전반응

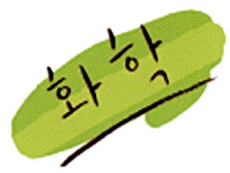

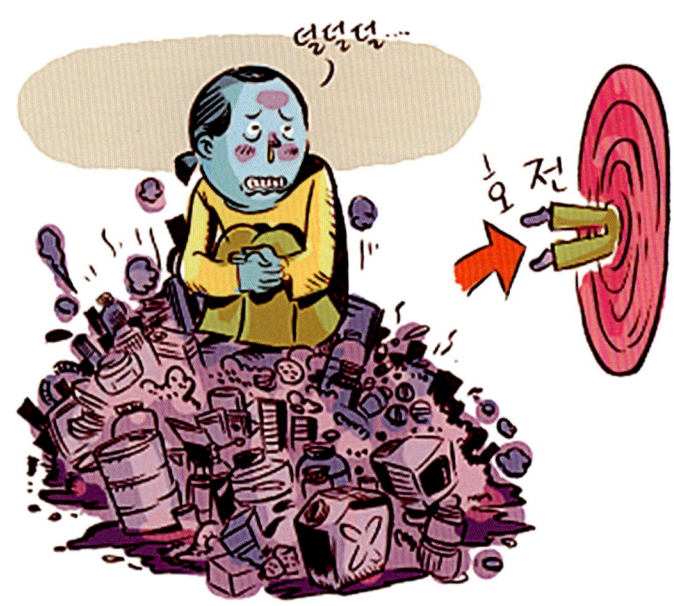

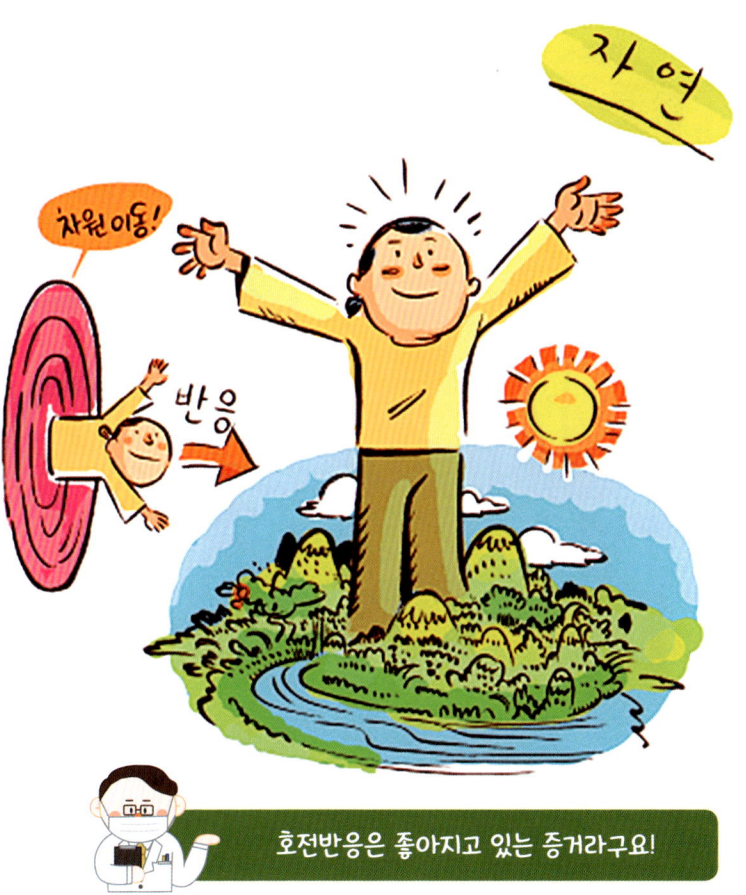

그림으로 보는 호전반응

05 체온이 상승함에 따른 호전현상

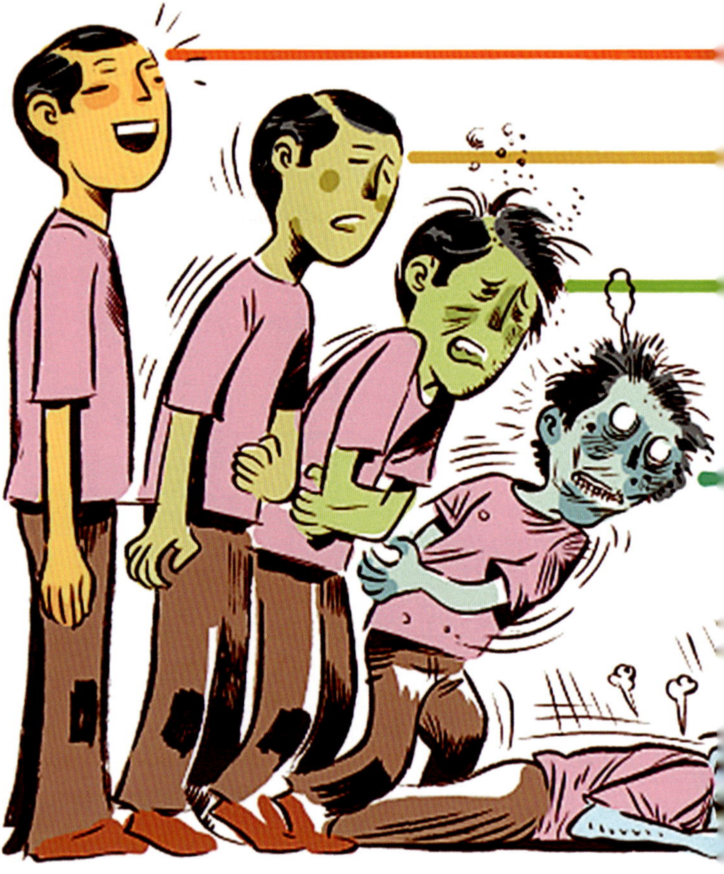

그림으로 보는 호전반응

36.5 °C 건강체·면역력 왕성

35.5 °C 배설기능 저하
자율신경 실조
알레르기, 아토피 출현

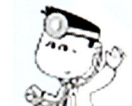

35 °C 암세포 증식

체온이 올라가는 과정에서
호전반응이 나온다

34 °C 생체회복 빠듯

체온이 올라가면
질병이 없어진다

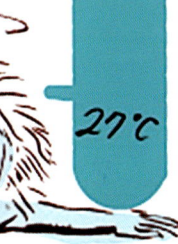

27 °C 死(사망)

체온이 1°C 올라가면
면역력이 5~6배 증가된다.

그림으로 보는 호전반응

06 몸 안에 자리잡은 질병들

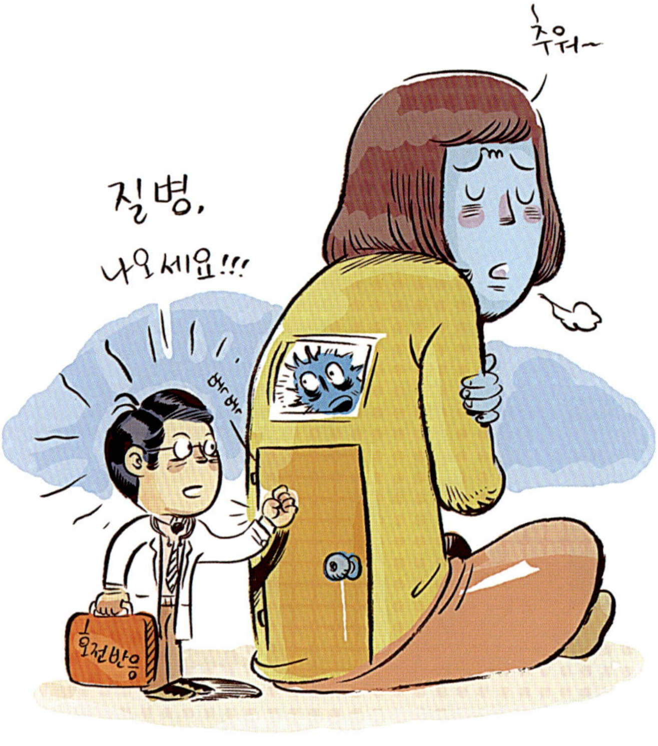

그림으로 보는 호전반응

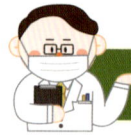

의사의 본분은 호전반응을 발동시키는 것이다!! (Auto Doctor!!)

독소배출이 건강의 시작을 알린다

그림으로 보는 호전반응

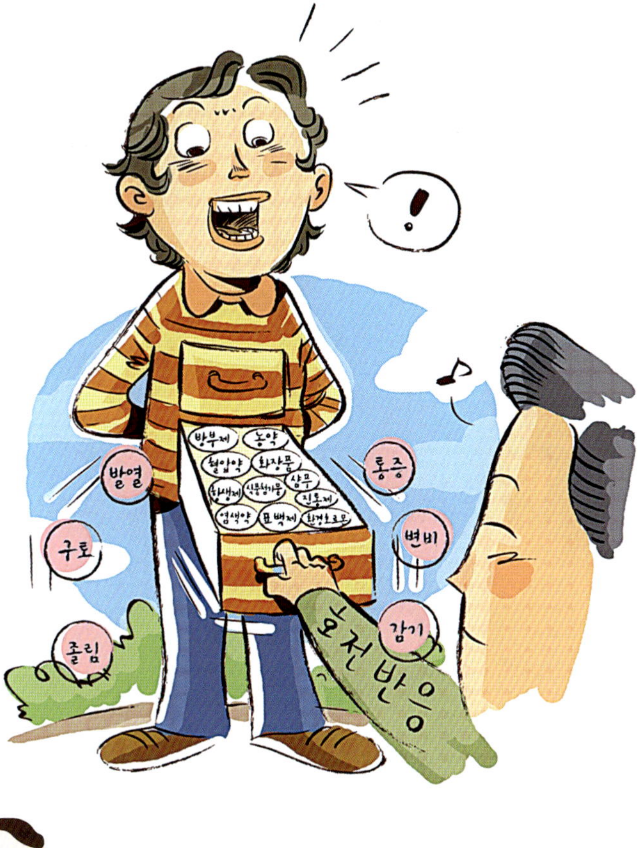

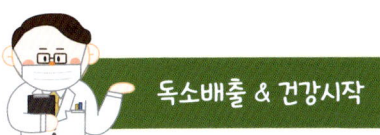

08 호전반응의 종류

그림으로 보는 호전반응

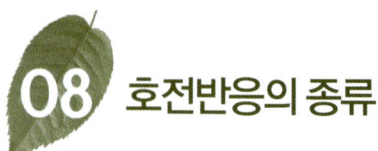

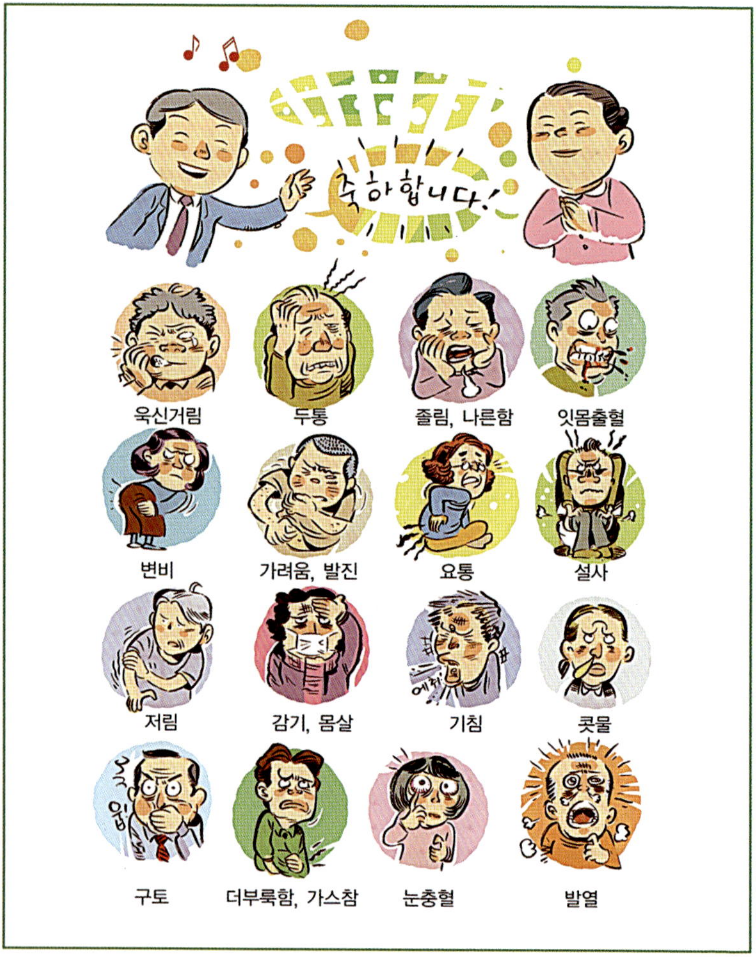

욱신거림	두통	졸림, 나른함	잇몸출혈
변비	가려움, 발진	요통	설사
저림	감기, 몸살	기침	콧물
구토	더부룩함, 가스참	눈충혈	발열

호전반응을 즐기자 09

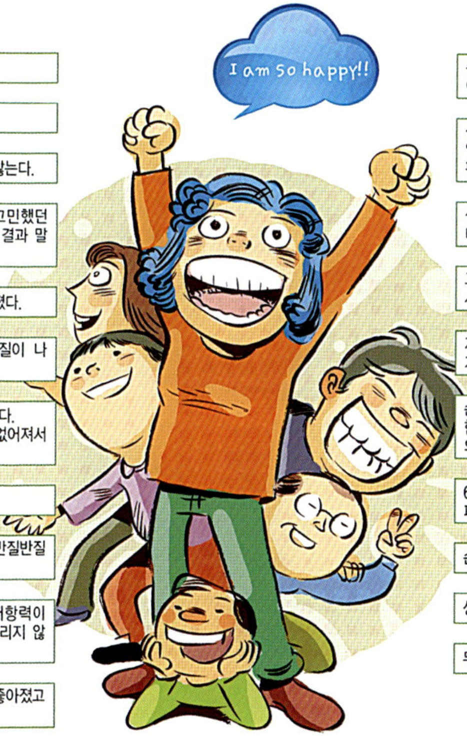

그림으로 보는 호전반응

- 두통이 없어졌다.
- 얼굴색이 좋아졌다.
- 잘 붓던 목이 붓지 않는다.
- 만성 위궤양으로 고민했던 것이 복용후 위촬영 결과 말끔히 나왔다.
- 지독한 변비가 없어졌다.
- 수술이 필요했던 치질이 나았다.
- 체중이 3~5kg 빠졌다. 특히 복부 지방이 없어져서 기쁘다.
- 갱년기 장애 해소!!
- 피부가 매끈해지고 반질반질 해진다.
- 몸에 면역효과와 저항력이 생기고 감기에 잘 걸리지 않는다.
- 손톱, 발톱의 색이 좋아졌고 매끈해졌다.

I am so happy!!

- 주름살, 주근깨가 없어지고 여드름이 없어진다.
- 심한 건침과 요통이 3~10일 정도로 없어지고 상당히 편해졌다.
- 심전도에 이상이 없어져서 대단히 좋다.
- 고혈압이 정상치가 되어 의사 간호사도 깜짝 놀랐다.
- 저혈압도 정상이 되고 건강 가득!!
- 손의 거침, 피부의 거칠거칠한 부분이 좋아졌으며, 상처의 회복도 빠르다.
- 6년간 괴로웠던 알레르기성 피부병이 개선되었다.
- 손발의 저림이 없어졌다.
- 생리통도 좋아졌다.
- 무좀이 없어졌다.

그림으로 보는 호전반응

10 호전반응을 거치면서 치유된다.

그림으로 보는 호전반응

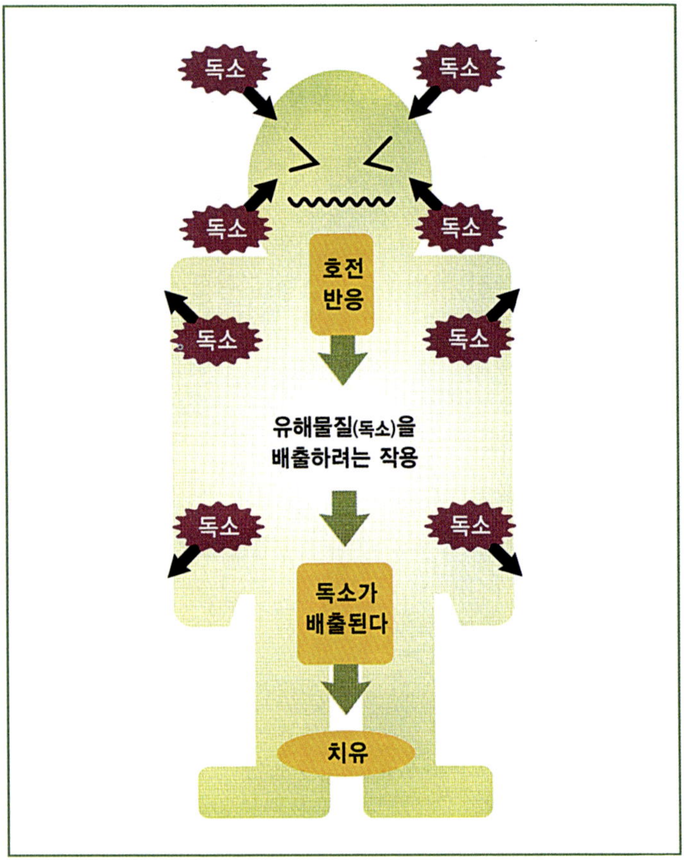

통증이 왜 생기는가?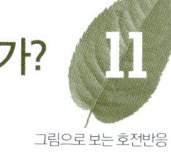

그림으로 보는 호전반응

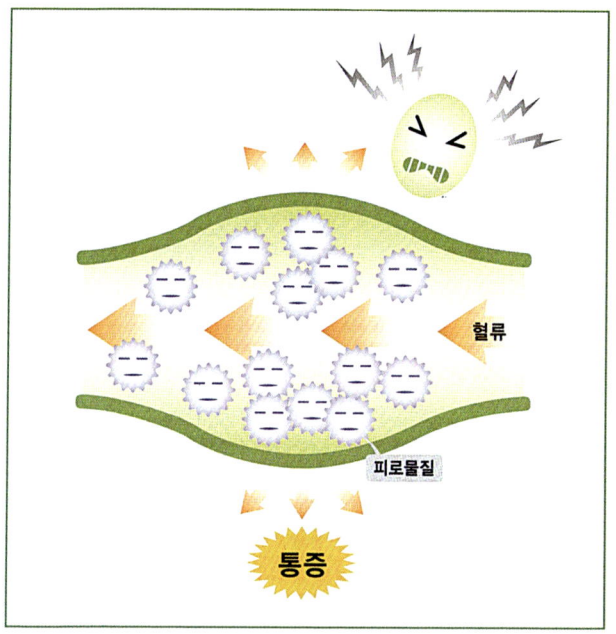

건강기능식품을 섭취하면 혈액이 정화되는 가운데 노폐물·독소 등이 밀려나면서 몸의 어딘가에 통증이 유발되는 경우가 종종 있다. 즉, 독소를 배출하기 위해 혈관이 확장되어 혈류가 회복되어 갈 때 통증이 일어난다.

12 면역력으로 암을 치유하는 과정

그림으로 보는 호전반응

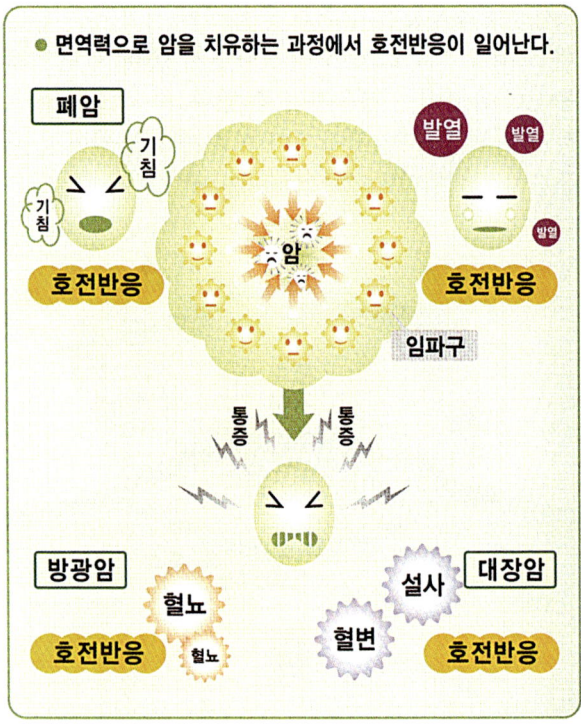

임파구가 증가하면 암조직이 소멸되기 시작한다. 이 과정에서 많은 암환자들이 발열로 인한 나른함이나 몸의 통증을 호소하며 암종류에 따라 설사, 시침, 혈변, 혈뇨 등의 증상이 나타나기도 한다. 이것은 임파구가 암을 공격할 때의 호전반응(치유반응)이다.

01
호전반응의 정의

- » 질환을 극복할 수 없는 몸을, 극복할 수 있는 몸으로 바꿔가는 과정이다.
- » 아픈 만큼 좋아진다.
- » 인간 건강스위치의 전원이 켜지는 순간이다.
- » 체내의 왜곡된 상태를 정상상태로 되돌린다.

02
자연요법과 화학요법의 다른 점

	자연요법	화학요법
방법	치유	치료
성질	溫(따뜻하다)	冷(차다)
체온	상승	저하
특성	전체적	부분적
목적장기	없다	있다
반응	호전반응	부작용
장기사용	바람직하다	나쁘다
속성	자연 친화	자연 파괴
독성유무	없다	있다
병용성	좋다	나쁘다

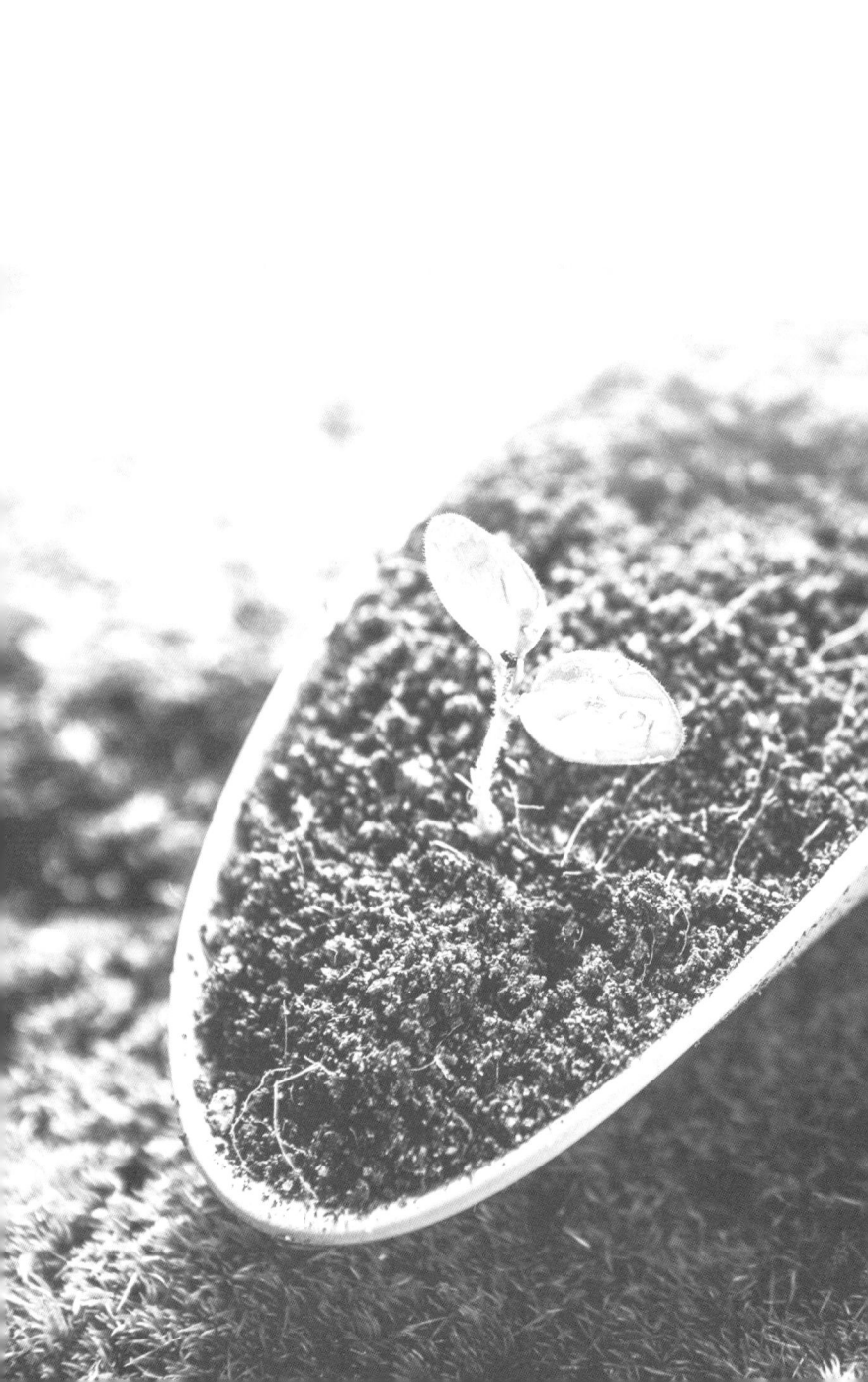

03
호전반응의 분류

증상	반응
산성체질	졸림, 목 건조, 두통, 빈뇨, 방귀, 피부의 변화
고혈압	코피, 무기력증, 어지럼증, 통증
위 기능 쇠약	위통, 흉통, 가스 참
위궤양	위궤양 부위 통증, 갑갑증, 구토
장 기능 약화	구토, 가려움, 피부의 변화(두드러기, 물집, 발진 등), 눈 충혈, 시력저하, 눈물, 눈곱
간경화	혈변, 출혈, 구토, 가려움, 감기, 위통
신장 기능 쇠약	얼굴과 다리가 붓거나 살이 찜, 두통, 이명
당뇨병	갈증, 혈당치 상승, 소변에서 거품이 나옴, 구토, 코피, 무기력증
천식	갈증, 구토, 가래, 어지러움
기관지염	목이 붓거나 가래, 발열, 구토

증상	반응
폐 기능 쇠약	가래의 증가, 가래, 발열, 구토
신경계통	불면증, 흥분, 가슴의 두근거림, 목 건조
신경통	통증, 어지러움, 짜증
생리통	출혈, 어지러움, 위 통증
관절염	통증, 졸음, 어지러움
부인병	습진, 가스, 변비, 피부의 변화
암	두통, 구토, 발열, 설사, 변비, 통증, 출혈, 졸음, 갈증, 피부의 변화, 감기, 혈변
적혈구 부족	생리가 없어짐
호르몬계	입주변이 튼다, 입안이 헌다, 혓바늘이 돋음, 혀가 갈라짐
심장질환	가슴이 답답하다. 가슴이 묵직하다. 가슴이 아프다.

04
호전반응은 독소제거 반응이다
》 아파야 낫는다.

▶ 눈 충혈 (눈곱, 눈물, 눈이 침침함)

고대 동양의학에서 '눈은 간의 상태를 나타내는 좌표'라고 전해져 온다. 간의 상태가 악화되면 모세혈관에 지방이 쌓여 정체되고 그것이 모세혈관자체의 경화로 굳어지면서 파괴되어 검은 눈동자가 변색되고 수축되며 강렬함을 상실하게 된다는 것이다. 그리고 검은 눈동자와 흰자위의 경계가 불분명해진다.

시력 저하의 결정적인 원인은 눈의 모세혈관에 지방이

정체되고 모세혈관이 소멸되기 때문이다. 따라서 간이 재생되면 병든 간장세포가 건강한 세포로 재생되는 과정에서 전신의 혈관도 회복된다. 이때, 눈에서도 죽어 있던 수많은 모세혈관이 새롭게 형성되고 혈관 안에 정체된 지방과 독소들이 부풀어 올라 떨어져나간다. 이 과정에서 혈액의 흐름이 정체되거나 지방 및 노폐물이 배출되면서 눈물이 흐르고 눈곱이 생기기도 한다.

중환자나 건강이 좋지 않은 사람은 1개월이나 2개월 정도 충혈이 오래 가는 경우도 있지만 시간이 지나면 거의 없어지고 건강을 되찾으면 완전히 없어진다.

▶ 설사와 변비 (복통, 변색의 변화)

중환자나 반 건강인에게 자주 나타나는 생리적인 자연치유 반응이다. 환자나 반 건강인은 전신이 병든 세포로 되어 있고 그 속에는 많은 독소와 노폐물이 가득 차 있다. 이처럼 병든 세포가 건강한 세포로 치유되는 과정에서 탁한 피가 전신의 혈관을 떠돌게 되고 인체는 이것을 배출하기 위해 수분을 끌어 모으기 때문에 설사를 하게 된다. 변비란 변이 가늘고 푸르스름하거나 개운치 않은 통변을 말한다. 변이 주기적으로 나오지 않거나(하루에 1~2회) 악취가 심한 경우 모두 변비이다. 변의 부패는 변비의 주원인이고 만병의 근원이다. 그리고 죽음은 곧 배설의 정지를 의미한다.

변비가 일시적으로 심해지는 것은 정체된 숙변이나 독소들이 유산균을 부패 및 발효시키면서 부풀기 때문이다. 따라서 마치 막힌 하수구처럼 장의 내용물들이 막혀 배변이 잘되지 않는다. 또한 많은 가스가 나오면서 묵직한 복통을 일으킨다. 하지만 결국에는 다량의 숙변이 배설된 다음 변비와 설사가 자연스럽게 사라진다. 건강한 사람의 변은 황갈색에다 바나나처럼 두껍고 한 줄기로 나오며, 2~3초 사이에 상쾌하고 짜릿한 느낌을 갖게 된다. 그리고 건강한 변은 건강을 보증하고 의욕이 넘치며 활기찬 일상생활을 보증한다.

▶ 위장병 (위하수, 위궤양, 위암, 위 천공)

위장의 병든 세포가 일시적인 새살갈이의 자연치유 과정에서 더욱 더 악화되며 통증도 느껴지고 때문에 무력해지기도 한다. 또한 위장의 악화는 간장의 기능저하를 초래하며 간장의 병든 세포가 떨어져 나가면서 독혈이 되어 위장이나 장으로 독소가 배출되기 시작한다. 인체는 그 독을 빨리 배출하기 위하여 본능적으로 구토를 일으키며 위와 장을 보호하려는 생리적 자기보호 작용을 한다. 그러면 위 근육은 탄력을 찾으며 때로는 뜨거워지고 고동치며 뛰기 시작한다. 그런 다음 결국에는 튼튼한 위장으로 재생한다.

▶ 신경통, 요통, 관절통 (불면증, 우울증, 짜증)

신경통은 육장육부의 만성적인 퇴화에 의한 신경정신계

의 질환이다. 30년 전만 해도 이 질병은 고령의 환자들에게 많았지만, 지금은 성인병과 동반하여 연령에 관계없이 발병하고 있다. 신경통의 호전반응은 신경부위의 통증을 동반하면서 치유되기 시작한다. 그 이유는 죽어있거나 막혀있던 신경과 근육이 살아나면서 통점(신경의 일부로서 통증이 느껴지는 부위)이 만들어지기 때문이다. 이러한 자연치유 반응으로 육장육부가 재생되면서 척추연골에 산소와 영양(수분)이 들어가며 부풀어 오른다. 그 과정에서 일시적으로 신경과 혈관을 압박하면서 척추가 펴지며 원래의 자리로 되돌아간다.

중증의 성인병환자의 대부분은 요통을 동반하는 강한 통증을 느끼는 호전반응이 나온다. 그렇기 때문에 잠을 설치거나 생체리듬이 일시적으로 깨지는 증상을 일으킨다. 그러나 점점 건강해진 척추신경의 안정에 의해 숙면과 올바른 생체리듬을 되찾게 된다.

▶ 구토

 간이 병든 세포에서 새로운 세포로 새살갈이를 하면서 그 독과 가스가 간의 문맥을 타고, 장으로 내려오게 된다. 따라서 그 독소를 빨리 배출하기 위해 구토를 하게 되는 것이다. 특히 성인병(암)환자나 반 건강인은 구토나 설사를 하는 배독, 배설의 자연치유 현상을 거친다.

▶ 가려움(두드러기, 피부염증, 부스럼, 종기)

 간의 병든 세포가 새롭고 건강한 세포로 재생되면서 전신의 세포가 새살갈이 된다. 그때 독소, 노폐물, 병든 세포가 떨어져 나오면서 피부로 올라가 가려움증을 일으킨다. 또한 두드러기나 피부염증을 일으키기도 하며 특히 육류를 좋아하는 사람(지방간, 성인병 환자)은 피부의 여러 가지 변화를 통해 노폐물과 독소를 배출한다.

▶ 두통(뇌 산소 부족)

체질개선이란 병든 살을 건강한 새살로 변화시키는 작업이다. 하지만 육장육부의 개선 없이는 체질개선이 될 수도 없고 절대로 되지도 않는다. 성인병에 걸린 사람이나 모든 환자들은 암(성인병) 선고 이전부터 주기적으로 두통을 호소하는 경우가 많다.

뇌는 항상 많은 산소와 영양을 필요로 하지만, 사혈이 배출되는 과정에서 혈액은 더욱더 오염되게 된다. 따라서 일시적인 혈액의 오염으로 뇌신경계는 독소의 자극을 받으며 통증을 유발하게 된다. 다시 말해 산소와 영양이 부족해지면서 일어나는 일시적인 뇌의 통증이 두통인 것이다.

하지만 육장육부의 재생으로 인해 뇌세포가 건강한 세포로 바뀌면서 영양과 산소, 호르몬의 운반이 정상화되면 두통은 사라지게 된다. (두통이 심할 때는 모자를 쓰고 찬 음식을 피한다) 성인병환자나 반 건강인은 호전반응으로서 두통을 일으키고 특히 심한 말기 암(간경화 중증 등)의 환자는 일주일 정도 숙면이나 일시적인 혼절상태에 빠질 수도 있다. 며칠간의 숙면과 일시적인 혼절상태에 빠지는 이유는 간, 뇌에 의한 다량의 아드레날린분비로 인해 뇌신경 활동이 잠정적으로 둔화되기 때문이다.

▶ 흉부갑갑증(흉통)

위 기능이 악화된 환자는 대부분 폐 기능도 악화되어 있는 경우가 많다. 이것은 폐의 질병세포가 제거되는 자연치유 과정에서 산소를 흡입할 수 있는 세포가 줄어들고 호흡이 빨라지면서 나타나게 되는 현상이다. 재채기, 가래, 각혈 등도 함께 나오는 경우가 많고 때로는 흉부압박감과 흉통을 느낄 수 있다. 특히 심근경색(중풍), 당뇨 합병증, 암 등의 중환자는 지방이나 혈관경화로 병든 심장혈관(전신혈관)을 가지고 있다.

이 혈관 안의 지방, 노폐물, 독소가 부풀면서 흐르는 혈액의 양은 일시적으로 적어진다. 따라서 심장의 고동이 악화되고 심부전증이 심해지기도 한다. 특히 중증환자들은 기력이 거의 다 떨어진 상태가 되기도 한다. 그러나 고통을 견디면 반드시 강력한 심장박동을 느끼는 통점이 재생되면서 점점 심장이 정상화됨을 느끼게 된다. 결국 흉통은 위장이 튼튼해지고 폐와 심장기능이 강해지면서 나타나는 자연치유 현상이다.

▶ 졸림(나른함, 권태감)

육장육부의 재생, 특히 간장의 기능이 회복되는 과정에서 병든 세포가 건강한 세포로 새살갈이 하는 동안 일시적으로 뇌와 시신경에 에너지와 영양을 보내지 못하기 때문에 눈꺼풀에 기력이 떨어지게 되는 현상이다. (휴식을 취하는 것이 좋다)

▶ 목 건조 (갈증)

　자연치유 과정에서 장기의 기능 특히 간, 담의 기능이 살아나면서 독소, 노폐물을 배출하기 위하여 수분이 많이 필요하기 때문이다. 늙고 병든다는 것은 세포의 수분관리능력이 떨어지는 것을 의미한다. 그래서 어린 유아세포의 수분함량은 90%정도이고 노인의 경우는 70% 정도로 줄게 된다. (수분섭취량을 늘려 보는 것이 좋다)

▶ 머리가 무거움 (빈혈, 현기증)

　두통이나 뇌질환은 육장육부 기능의 정상화에 의해서만이 해결될 수 있다. 즉, 육장육부의 자연치유 과정에서 병든 뇌세포가 새로운 뇌세포로 재생되는 과정(병든 뇌세포 → 더러운 혈액 → 건강한(재생된)뇌세포)동안 더러운 혈액이 증가하므로 뇌 혈액이 산소와 영양을 운반하는 양이 적어진다. 따라서 뇌세포는 일시적으로 산소와 영양을 받지 못하며 현기증이나 어지러움 증이 일어난다. 특히, 간경화나 암환자 등 모든 성인병 환자들은 세상이 빙빙 도는 격심한 현기증을 느끼기도 하지만 절대로 불안하거나 걱정할 일은 아니다. 예외 없이 병이 호전되어 가는 도중에 차차 두통과 현기증(어지러움, 빈혈)이 사라진다.

▶ 무기력증

에너지와 영양을 저장하여 근육이나 뇌에 보내주는 장기인 간장의 병세포가 새로운 건강한 간장세포로 새살갈이 하는 동안 신체에 일시적으로 영양을 보낼 수 없게 되면서 힘이 빠지고 무기력해지는 생리적인 자연치유 반응이다. 가볍게는 나른함이나 권태감이라는 생리현상으로 오지만 중증 환자일수록 깊고 길게 오는 것이 보통이다.

▶ 코피가 나는 증세

소장은 간과 협력하여 혈관이나 장기세포에 필요한 원료

인 혈액을 만든다. 이 과정에서 병들고 약한 혈액은 없어지고 새롭고 튼튼한 혈관이 만들어지면서 사혈이 흘러나오는 자연치유 반응이다. 특히, 뇌혈관에서 혈전이나 지방이 배출되는 통로가 바로 가장 약한 코의 점막이다.

중환자에게는 다량의 코피 출혈이 일어나기도 하지만 조금 시간이 지나면 자연히 멈춘다. 물론 건강을 찾아가면서 이러한 현상은 자연히 없어지게 된다. 코피덩어리를 상당량 흘리는 경우도 있는데, 이것은 체형(골격)이 바르고 튼튼해지면서 육장육부가 더욱 건강해지고 있음을 의미한다.

▶ 얼굴과 다리 부음

신장은 인체에 있어서 정수기의 필터처럼 독소 노폐물을 걸러주는 정화작용을 한다. 그러나 신장, 방광, 생식기 환자들은 신장의 병든 세포로 인하여 혈액 정화 능력이 부족하다. 이러한 병든 세포가 새살갈이 하는 재생과정을 거치게 된다.

다시 말해서 수리순서는 소화기관(위장+소장+대장), 간장, 신장 등으로 이어지고 다시 반복되면서 튼튼한 장기로 재생된다. 이 치유과정에서 신장의 세포기능은 잠시 악화되어 일시적으로 수분대사와 관리능력을 상실하게 된다. 그러므로 인체의 혈액 속에 수분이 더 정체되어 얼굴이나 다리가 부어오르게 된다.

건강한 신장기능이 살아나면서 수분관리 능력이 높아지면 얼굴이나 다리에 붓기가 빠지기 시작한다. 현대의학에서 완전한 불치병이라고 알려진 환자도 상당한 부기와 혈변, 혈뇨 등의 자연치유 반응을 보이면서 건강한 신장으로 변해간다.

▶ 빈뇨와 방귀 (가스정체)

장속에 정체된 숙변이 분해되는 과정에서 숙변이 부풀어 장속에 있는 가스나 독소가 배출된다. 그것이 빈뇨현상이 되기도 하고 가스와 함께 배출되기도 한다.

▶ 궤양부위의 통증

위장이나 십이지장 질환 환자에게 나타나는 증상이다. 악화되고 병든 위와 장의 점막이 새살갈이를 하면서 신경의 통점(통증을 느끼는 부위)이 살아나는 자연치유 반응이다. 이 과정에서 통증이 나타난다. 소화기 계통의 암이나 질환자에게 많지만 다른 종류의 질환자에게도 나타날 수가 있다.

▶ 피부의 변화 (기미, 주근깨, 검버섯)

간은 영양과 에너지의 저장탱크로 간이 건강한 세포로 재생되면서 전신의 혈액은 생혈(生血)로 바뀌게 된다. 그리고 그렇게 재생된 생혈(生血)은 노화된 세포(각질)를 제거하고 새살로 변화하게 된다. 거칠고 각질이 있는 피부는 곱고 매끄러운 피부로 재생되며 창백한 얼굴은 핏기가 돌기 시작하고 누렇게 뜬 피부도 점점 건강하고 매끄러운 피부로 변해간다.

심한 성인병(암, 간경화증)환자는 파충류가 허물을 벗는 것처럼 각질이 떨어지면서 혈색 좋은 새살(새 피부)로 변화된다. 기미와 주근깨 그리고 검버섯의 원인은 폐, 장, 간, 담 기능의 저하로 인하여 병든 혈액, 병든 세포가 피부로 나타나기 때문이다. 물론 자외선의 영향으로 발생하기도 하지만 장기의 기능저하가 절대적인 원인이다. 따라서 장기가 좋아지면 혈액 및 세포에 중성지방과 독소(유해산소)가 적어지기 때문에 자외선에 의한 산화(노화)가 촉진되지 않게 되고 강한 면역력을 가진 피부로 변하게 된다.

어쨌든 만병의 원인은 혈액의 산성화이다. 특히 여성의 경우 암(성인병)을 진단받기 이전에 많은 기미가 끼고 얼굴에 푸른 빛(간, 담 기능저하)이나 누런 빛(비, 위, 췌장 기능저하), 검은 빛(신장, 방광 기능저하)이 감도는 장기 퇴화의 징조가 보인다. 피부의 모든 질병 세포(기미, 주근깨, 피부얼룩, 검버섯 등)가 새살갈이 하는 과정에서 죽은 세포가 피부 밖으로 밀리면서 일시적으로 각질이 심해지다가 점점 혈색이 맑고 투명해지면서 고운 피부로 변해간다.

▶ 물집(뽀루지)

 간에 있는 독소가 피부로 배출되는 과정에서 피부를 보호하고 독소를 빨리 배출하기 위해 수분을 끌어 모아 부풀어지는 현상이다.

▶ 혈변 및 고름

 대변에서 피(고름)가 나오는 현상이다. 간경화, 간암 등의 간질환은 반드시 장 질환에 의해 발병하게 된다. 따라서 호전반응은 장에 정체된 숙변 및 지방덩어리, 병든 세포로 만들어진 게실(낭) 또는 암 덩어리(병든 세포)가 떨어져 나오면서 피와 고름이 섞여 대변으로 나오게 된다.

▶ 소변의 거품(악취, 단백뇨, 혈뇨)

당뇨병 환자의 경우 소변에서 당이 빠져 나오는 것은 누구나 아는 사실이다. 이러한 질환자는 췌장에서 인슐린분비가 시작되면서 세포 속에 쌓여 있던 독소 및 노폐물이 소변을 통해 나오며 이때 병든 세포의 주성분인 병든 단백질이 빠져 나오면서 거품을 동반하게 된다. 심한 성인병 환자는 피와 함께 붉은 소변이 나오기도 한다. 그러나 건강하고 새로운 단백질이 세포를 구성하면서 소변의 악취나 거품, 피가 섞여 나오는 증세가 없어진다.

▶ 피가 나옴(하혈)

치질은 변비 없이는 절대로 걸릴 수 없는 질환이다. 이것은 장의 연동운동에 관여하는 괄약근 등의 근육에 병든 혈액이 모이면서 만들어진 병든 세포로 일종의 혹(암의 사촌)이라 할 수 있다. 특히 이 질환은 소장과 간의 기능의 저하로 인해 전신의 세포가 병들어 가고 있다는 경고이기도 하다.

이것은 새로운 혈액에 의해 종기의 밑 부분이 새로운 조직으로 형성되면서 부푼 종기가 떨어져 나가고 그 과정에서 피와 함께 대변으로 배출되게 된다. 또한 하혈의 경우에는 여성의 생리과정에서 난소를 통해 정체된 사혈이나 독소 및 노폐물이 다량 배출되는 자연치유 반응이다.

이때, 그 독소 및 노폐물은 심한 악취를 내며 생리통을 일으키기도 한다. 하지만 그 다음에 차차 건강해지면서 개운함과 깨끗함을 느낄 수 있다. 그러면서 생리양도 적당량으로 바뀌고 맑은 색으로 변하게 되어 청결함(무취)도 유지된다.

▶ 여드름

여드름은 간 기능의 저하를 의미하는 것으로 염증성 질환이라 할 수 있다. 간은 영양 관리자이자 동시에 영양소의 하나인 지방대사의 핵심역할을 맡고 있다. 하지만 과다한 동물성 지방을 섭취하게 되면 간 기능이 무력화 되고 간이 지방 배출능력을 상실하는 가운데 남아 있는 지방이 피부를 통해 배출되는 과정에서 세균성 균에 의해 곪게 된다. 이것이 여드름의 실체이다.

그러나 간 기능이 되살아나면 지방배출이 가속화됨으로써 일시적으로 피부에 배출량이 증가되는 간 치유현상이 나타나며 피부 재생과정(새살갈이)이 일어난다. 물론 체질에 따라 다르지만 일반적으로 여드름이 심해지다가 차차 소멸되며 매끄럽고 아름다운 피부로 변한다.

▶ 목에 가래가 생김(황색가래, 백색가래, 각혈)

만성 기관지염이나 폐암(폐렴, 결핵)환자, 천식환자는 대부분 이러한 호전반응이 일어난다. 폐나 기관지의 병든 독세포가 새로운 피에 의해 새로운 세포로 재생되는 과정에서 그 노폐물이나 독소가 고름이 되어 배출되는 현상을 말한다.

▶ 생리통

생리통은 여성의 생리과정에서 나타나는 통증의 하나로 호르몬을 분비하는 난소, 간, 신장의 이상에서 발생한다. (간, 신장과 뇌 중추의 상호협력에 의해 호르몬의 양과 질이 결정된다) 자연치유과정에서 난소의 정체된 독소(병든 세포)와 중금속 등의 유해물질이 떨어져 나가며 신경계를 자극하면서 통증이 수반된다.

다시 말해 일시적으로 난소와 신경계가 악화되면서 전신이 무력해지고 통증을 동반하게 되는 것이다. 이 치유반응 또한 간장과 신장의 새살갈이 없이는 난소의 기능, 즉 생리기능은 정상화 될 수 없다.

▶ 오한(추위를 느낌, 추위서 떠는 증세 : 체온하강)

육장육부의 기능장애를 가진 성인병 환자나 반 건강인이 육장육부를 회복하는 과정에서는 맑은 혈액이 장기로 모여들게 된다. 그러면서 특히 대장과 간장에 많은 수분과 혈액이 필요하게 되는데, 이때 피부나 근육의 혈액량이 줄어들며 체온이 떨어지고 추위를 느끼게 된다. 결국 육장육부의 새살갈이 과정에서 많은 양질의 피가 새로운 세포로 바뀌면서 그 혈액의 양이 줄어들고 한층 더 추위를 느끼게 되는 것이다. 이 자연치유 반응은 중증환자에게 많이 나타나며 허약한 반 건강인에게는 장기적으로 나타나면서 증세가 반복된다.

▶ 백발(새치)증가(손톱, 발톱 색과 결의 변화)

늙고 병들면 백발이 증가한다. 백발을 질병으로 생각한다면 육장육부가 빨리 시들어가는 전신질환(全身疾患)이라 할 수 있는데, 새치는 젊은이가 빨리 늙어간다는 겉늙음의 징표이다. 이 속도가 빨라지면서 걸리게 되는 것이 성인병이며, 이 병을 만성퇴행성 증후군이라 부른다.

만약 20대가 뇌 암이나 간암에 걸렸다면 육장육부의 연령은 60~70세가 되었다는 증표이고 등골이 노인처럼 굽게 된다. 늙고 병든다는 것은 장기의 기능저하 때문에 피가 살이 되는 생명현상이 정지되어 가는 세포의 사망 과정이다. 특히 간암이 진단되기 전에 몇 개월 혹은 1~2년 동안 양측 두부(頭部)에 급격히 백발이 증가하게 된다. (젊은이의 경우 새치가 증가)

위와 대장의 질환은 머리의 중앙에, 폐나 식도의 질환은 머리 앞부분에, 난소(정소)와 척추의 질환은 머리 뒷부분에 흰머리(새치)가 생기는 경향이 있다. 담낭의 기능이 떨어지면 손톱, 발톱에서 분홍색이 없어지고 노란색에서 검정 색으로 변모하며 손톱, 발톱의 결이 겹치거나 거칠어진다. 고대동양의 학서에 서 보면 모발은 폐와 간 기능에 의해 결정된다고 한다.

따라서 두피세포가 새살갈이 하는 변화과정에서 두피의 병든 세포가 백발(새치)이 되어 돋아난다. 이러한 호전반응은 중환자나 깊은 병자일수록 그 숫자가 늘어나다가 점점 줄어들면서 연령에 알맞은 흑발로 변하게 된다.

▶ 정신과 정서의 변화 (우울증, 자폐증, 정신분열증)

고대 동양의학에서는 감정과 정신의 기복(균형과 안정이 깨짐)은 어떤 장기 질환의 결과이고 또한 감정과 정신이 어떤 장기에 영향을 준다고 생각한다. 간장과 담이 병들면 노여움과 흥분이 잦아지고 심장과 소장이 나빠지면 비웃음, 헤픈 웃음과 수다를 떨게 된다고 한다. 그리고 비장, 췌장, 위장의 경우는 개념화(공상, 상상)와 회의(의심, 부정)가 많아지며, 폐와 대장이 나빠지면 의기소침(좌절, 실패감)이 심해지고 신장과 방광, 생식기가 병들면 공포와 불안, 상대불신에 휩싸인다고 한다.

예를 들어 위장병이나 당뇨병 환자들은 의심과 부정적 사고에 의해 '안 된다'라는 생각을 하게 되고 믿음보다는 의심부터 하게 되는 것이다. 특히 이러한 사람들은 일시적으로 의심(망상적)이 심해지며 더욱더 예민해지고 신경질적인 성질이 표출된다. 그러나 점점 오장의 기능이 재생되면서 믿음과 긍정적인 사고, 올바른 신념 등의 정신(정서)으로 안정된 균형을 이루게 된다. 간이 나쁜 사람(성인병환자, 반건강인)은 이전보다 더욱 더 급해지거나 흥분하는 경향이 있으며 자주 짜증스러워한다.

신장이 나쁜 사람(신부전, 당뇨 중증, 성인병)은 더욱 불안해하고 공포를 느끼며 겁을 먹거나 호전반응에 대해 특히 두려워한다. 어쨌든 일시적으로 성질이 더욱 악화되거나 예민해지지만 육장육부가 회복되면서 점점 정신적으로 안정되고 균형 잡힌 기질(성질)의 성격 소유자(도덕적, 호인, 자연인)가 되어간다. 그러다가 마침내 건강을 되찾아 만족과 즐거움 그리고 행복감을 느끼게 된다.

▶ 감기, 몸살 (열, 콧물, 재채기 등)

암(성인병)환자나 반 건강인은 자연치유 과정 중, 주기적으로 감기 몸살은 물론이고 거의 모든 호전반응을 경험하게 된다. 특히 암(성인병)환자는 반드시 몇 차례에 걸쳐 감기, 몸살에 걸리지 않으면 건강해질 수 없다. 왜냐하면 자연치유의 힘이 발동하지 않기 때문이다. (인체는 감기를 통해 독소를 배출하게 된다)

성인병환자는 육장육부가 만성적으로 퇴화되어 빨리 늙어가는 질환에 걸린 사람이다. 그렇기 때문에 그들의 육신은 생명력이 약해진 부패한 피와 병든 살로 이루어져 있다. 따라서 장기뿐만 아니라 전신의 살, 뼈, 손톱, 발톱, 머리카락 등도 증후군을 보인다.

신체의 한 부분은 다른 모든 부분을 대변한다. 예를 들어 손톱이 거칠고 핏기가 없으면 육장육부는 물론이고 신체전반의 기능이 병적인 상태로 변해가고 있다는 증표이다. 그러나 자연치유의 힘이 발동되면서 장기가 제 기능을 발휘하고 간장 및 다른 장기가 회복되면 모발, 손톱, 발톱, 혈색까지도 모두 새롭게 태어난다. 또한 육장육부에서 만들어진 혈액은 나날이 충실해지고 깨끗해진다. 그리고 그 맑고 깨끗한 혈액은 전신을 돌며 병든 세포를 제거하고 새살로 교체되는 재생작업이 시작된다.

그 과정에서 병든 세포(암세포)가 체외로 배출되기 위해 전신의 혈액으로 다량 몰려들게 되어 혈액이 혼탁해진다. 그리고 그 혼탁한 혈액은 감기 바이러스나 세균들이 가장 잘 번식할 수 있는 조건이 되어 일시적으로 감기, 몸살 증세가 나타난다. 또한 그러한 독소들이 인체의 신경계를 자극하면서 체온이 올라 40도나 되는 고열이 된다. 그처럼 40도나 되는 고열에 감기 바이러스 균이 죽고 혈액순환이 촉진되어 혈액은 깨끗해지는 것이다.

05
호전반응의 정의와 잘못된 현대 서양의학

 자연의학에서 광범위하게 사용되고 있는 호전반응이란 '인체에 면역력을 강화하면 자연치유력이 발동하기 시작하고, 그 치유의 힘이 건강에 좋은 반응으로 나타난다는 것'을 의미한다. 만성질환을 비롯해 모든 질병을 근본적으로 치유하는 '생명의 본질'에는 자연치유의 힘으로 다양한 반응을 일으키는 호전반응(명현반응)이 있다. 한마디로 호전반응은 자연생명의 원리로 치유하려는 재생반응을 말한다.

 자연이 인간에게 준 최고의 선물은 '자연치유의 힘'이

다. 만약 어떤 치유나 처방이 자연치유력을 발휘하고 있는 중이라면 당연히 호전반응이 일어나게 된다. 하지만 서양의학에서 흔히 하는 것처럼 인위적인 약물 치료나 시술을 가하면 인체의 자연치유력은 약화되고 만다. 이러한 대응은 장기적으로 악화 반응을 불러일으켜 체온이 내려가게 하는 것은 물론 세포 재생을 방해해 건강을 해치게 된다.

그럼에도 서양의학에서 호전반응에 대한 이해가 부족한 이유는 무엇일까? 서양의학 사상은 기본적으로 생리학적 관점에서의 자연치유 과정에 대한 이해가 부족하고 그 기초이론도 존재하지 않는다. 바로 여기에 문제가 있다. 사실 호전반응을 부정하는 것은 모든 생명을 부정하는 것이나 마찬가지다. 특히 과학의 영역에서는 '병은 절대 치료되지 않는다.'라고 선언하는 것과 다름없다. 이렇게 되면 결과적으로 과학은 무용지물이 되고 만다.

깊이 따져볼 것 없이 여러분의 피부를 한번 생각해보라. 아마도 여러분은 정기적으로 때를 제거하는 목욕을 할 것이다. 그 이유는 주기적으로 새로운 세포가 재생되고 낡은 세포가 죽으면서 때가 되기 때문이다. 바로 이것이 재생반응이다. 만약 몸에서 이러한 자연치유가 지속적으로 일어나지 않았다면, 여러분의 피부는 이미 부패했을 것이다.

재생반응은 우리의 몸 세포에서 매일 일어나는 자연치유 반응이다. 인체 내에서 일어나는 증상은 그 깊이와 종류가 다르긴 해도 모두 자연치유 과정을 거치게 된다. 만약 만성질환을 앓고 있거나 허약체질이라면 '질병'이라는 증상으로 호전반응이 진행되고 있다는 것을 의미한다. 몸이 더욱 건강해지기를 바란다면 호전반응을 강화해 질병(독소와 노폐물)을 몸 밖으로 내몰아야 한다.

그런데 현대의학은 대우주 자연 → 먹을거리 → 모네라 → 적혈구라는 단계적인 분화 과정을 치유에 활용하지 못하고 있다. 즉, 내 건강이나 생활습관병(성인병)은 적혈구나 그 혈구의 재료인 식생활과 무관하다고 생각하는 것이다. 그뿐 아니라 인체는 소우주임에도 불구하고 우리가 대우주 자연과 아예 무관 하다고 여기며 생활한다.

인간이 자연이나 자연치유력과 무관하다는 편견에 사로잡혀 있으면 우리 몸에서 일어나는 이해할 수 없는 증상에 그저 '부작용'이라는 오해의 딱지를 붙이고 손을 놓게 된다. 심지어 일부에서는 자연치유력을 발휘하는 식품이나 대체요법을 과대광고라며 못을 박는 한편, 언론을 통해 그것은 법적 제재 대상이라고 목소리를 높인다. 이것은 무지와 무능력에서 나온 발상이다.

  사실 현대의학은 세부적이고 분석적인 세계관에 사로잡혀 있다. 그 결과 세포를 더욱 분해하고 해체해 유전자, 원자, 분자를 분석하느라 난리법석을 떤다. 그렇다고 현대의학이 모든 질병의 원인을 밝혀낸 것은 아니다. 그런 탓에 인체의 어느 한 부분을 기계 부속품처럼 갈아 치우는 수술요법이 유행하면서 인간 기계론적 생명과학이 되어 버렸다.

  수술요법은 기계론적 세포관에 따라 인체가 자연치유력

을 발동해 치유하려는 내 몸 안의 호전반응을 도려내는 실수를 자행하고 있다. 그러한 치료 방법을 보면 마치 인간은 자연의 산물이 아니고 고귀한 인간의 생명은 산업사회의 한 분야인 것처럼 여겨지기도 한다. 그 산업이란 의료장비사업, 진단장비사업, 화학약제사업, 병원사업, 의료진 양성사업 등을 말한다. 실제로 이러한 분야는 오늘날 막대한 돈을 벌어들이는 산업으로 떠올랐다.

《미국의학협회저널》에 따르면 미국에서 심장질환과 암 다음으로 높은 사망원인은 바로 병원 치료라고 한다. 실제로 이미 많은 병원에서 기계 부속품에 기름을 치는 것처럼 인체 세포에 화학약제를 치고, 부속품을 교체하듯 수술을 한다. 그뿐 아니라 천문학적인 자금을 투여해 인공장기, 인공혈액, 인공관절 등의 기계화에 박차를 가하며 국민의 혈세를 낭비하고 있다.

병원은 마치 고장 난 자동차를 고치는 자동차 수리점 같다. 자동차를 수리할 때 여러 종류의 기름을 사용하는 것처럼 췌장에는 인슐린, 혈관에는 고혈압 약품, 위장에는 소화제, 갑상선에는 호르몬제, 염증에는 항생제를 들이붓기 때문이다. 이처럼 일시적인 처방으로 몸이 하는 일을 약이 대신하게 되면 여러 가지 부작용이 나타나고 만다. 약에 깊이 의존하는 인체 세포는 재생의 힘을 상실하기 때문에 합병증만 더욱 깊어지게 되는 것이다. 그러면 약의 종류가 더욱 늘어나는 악순환이 반복돼 결국 인체가 망가지게 된다.

서양의학의 처방이나 치료법에는 인체 세포의 재생으로 자기 기능을 다하는 자연치유는 존재하지 않는다. 서양의 의학자들에게는 아예 자연치유력이나 호전반응, 재생에 대한 개념조차 없다. 오히려 서양의학의 모든 치료는 자연치유의 힘인 호전반응을 저하시켜 날로 질병화, 만성화, 합병화의 전철을 밟게 만든다. 만성병에 대한 원인과 결과에 대해 정확한 인과관계를 밝히는 것, 그리고 호전반응이 치유의 유일한 해결책임을 알고 그에 맞게 대처해야만 현대 의학에 버림받은 수많은 만성질환을 치유할 수 있다.

결론적으로 현대의학에는 호전반응을 설명할 수 있는 기초이론이 존재하지 않으며 건강한 세포로 재생하려면 적혈구의 기능을 정상화해야 한다는 발상조차 없다. 이는 동양의학의 기본 상식인 "피가 맑아야 무병장수한다."는 진리를 부정하는 셈이다.

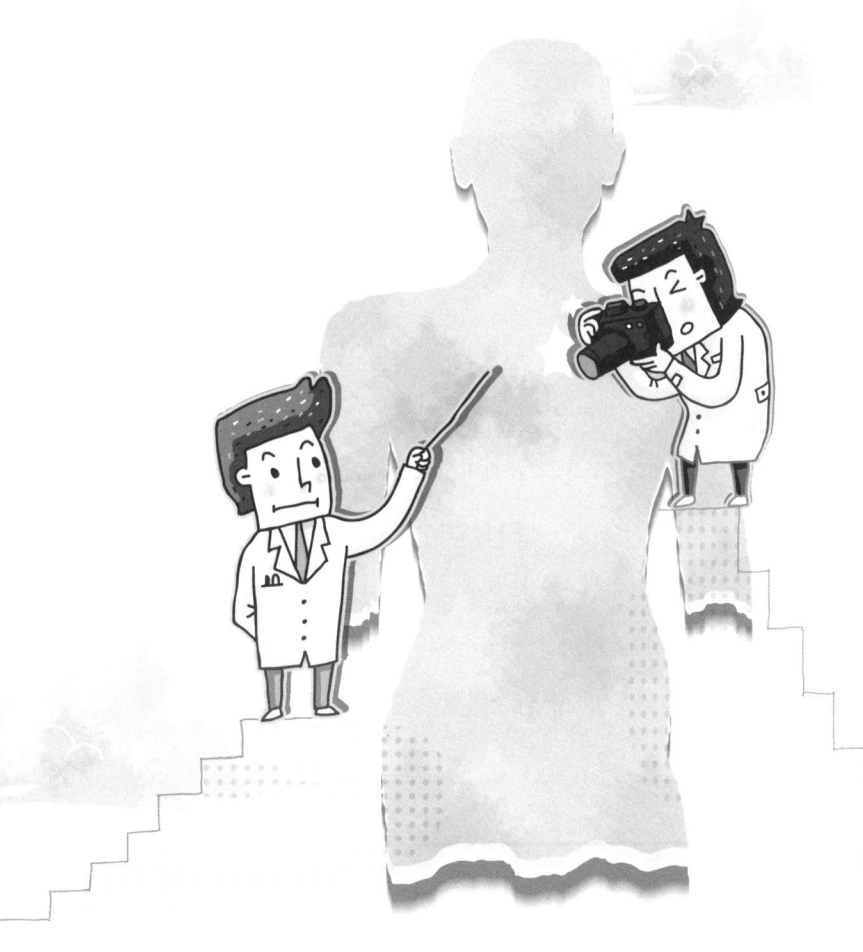

06
호전반응의 근원은 열에너지다

 자연치유의 근본적인 물질은 무엇일까? 그것은 빛(광선)에너지다. 만물의 생명의 근원은 빛이 열로 바뀌는 과정에 있다. 예를 들어 태양에너지는 곡물에는 식물에너지로, 인체 내에는 열에너지로 저장되어 있다. 토양 속의 미생물이나 광물질에 태양에너지가 작용하고 그 에너지는 곡물이나 야채에 식물에너지로 응축되어 있는 것이다. 인간의 세포 역시 빛과 흙으로 만들어졌기 때문에 인간은 자연을 떠나 살아갈 수 없다.

다양한 광물, 토양, 식물에너지는 영양이라는 물질이 되어 소화기의 장벽을 통과하면서 동물적 화학에너지(적혈구)로 바뀐다. 그리고 그 유동성 적혈구 세포 는 고착된 세포가 되어 생명의 기운(氣運)이 된다.

영양이란 정상적인 체온상태에서 소화기의 기능에 의해 음식물이 당분, 아미노산, 지방산 등의 에너지 물질로 바뀐 것을 말한다. 당분은 미토콘드리아라는 세포 내의 에너지 발전소에서 연소되어, 즉 제련소의 용광로처럼 미토콘드리아내의 구연산 회로를 통과하면서 산화되어 인체의 화학에너지로 변화된다. 이러한 화학에너지는 인체의 모든 세포 조직에서 생체 내의 화학적 변화를 거쳐 세포 열에너지로 생산되며 이는 대사 과정에서 정상체온을 유지하는 역할을 하게 된다. 세포 차원에서 볼 때 인간의 질병이란 미토콘드리아라는 에너지발전소가 가동되지 않는 것으로, 쉽게 말해 영양이 화학적인 열로 변화하지 못한 것이다. 사실 생명활동이라는 것은 끝없는 냉기(冷氣)의 제거 과정이자 정상적인 체온 발열과 호전반응의 유지라고 할 수 있다. 그것이 정상적으로 작동해야만 만성 질환을 넘어 무병장수의 생명활동을 영위해 나갈 수 있다. 또한 태양에너지(영양)에 기초해 체온을 상승시키는 것이야말로 면역력을 높이는 최상의 건강법이다. 나아가 최고의 의학이자 양심적인 의술이며 가장 경제적이다.

그렇다면 어떻게 해야 인체를 따뜻하게 해주는 영양을 섭취하고 냉기를 유발하는 환경에서 자신을 지켜낼 수 있을까? 이것은 아마도 오늘날 모든 사람의 최고 관심사일 것이다. 인간의 정상체온은 알고 있다시피 36.5℃이다. 그런데 체온이 낮아져 29~30℃에 이르면 의식을 잃거나 동공이 확대되면서 심각한 지경 놓이게 된다. 만약 27℃ 이하가 된다면 더 이상 살아있기를 기대하는 것 자체가 무리다.

흔히 만병의 원인으로 불리는 감기는 체온이 낮아지면 걸리기 쉽다. 암이나 만성질환에 걸리기 전에 자주 감기에 걸리거나, 감기에 걸린 다음 쉽게 낫지 않고 반복되는 증상도 냉기 때문이다. 따라서 열에 잘 견디는 체질인 인류는 여름보다 겨울에 암을 비롯해 감기, 폐렴, 신장병, 당뇨병, 고혈압, 중풍 등의 질환에 더 잘 걸린다. 또한 이들 질병이 더욱 악화되거나 사망자가 증가하는 등 생명의 노화가 급진전된다.

하루 중 체온이 가장 낮은 새벽 3~5시에 사망률이 가장 높은 것도 이 때문이다. 특히 이 시간대에는 천식 발작이나 가려움증, 불면, 빈뇨, 저림, 통증, 돌연사 등 저체온 증상으로 인한 병적 고통이 심해진다.
만물은 태양이 떠오를 때 가장 생기가 돈다. 여기에는 그만한 이유가 있다. 인간은 물론 모든 동물과 식물은 태양에너지 덕분에 면역력(정상체온)을 갖고 만병에 대한 치유의 힘을 발휘하기 때문이다.

자연치유의 힘은 열에 의존한다. 인간에게는 온기가 있고 적혈구, 세포, 그리고 자연치유의 힘이 있다. 인간의 체온은 지구가 가장 뜨겁게 달궈진 시간대에 가장 활발한 면역력과 더불어 최고의 상태를 유지하게 된다. 인간의 생체는 일종의 열기관으로 2시에서 8시까지 가장 높은 체온을 유지하는 것이다. 제아무리 건강한 신체의 소유자일지라도 추운 겨울에 조난을 당해 체온을 유지하지 못하면 동사하고 만다. 그만큼 체온 유지가 중요한 것이다.

이처럼 열에너지와 밀접한 연관을 맺고 있는 인간에게 세포 에너지인 혈기(血氣)가 없으면 어떻게 될까? 다시 말해 따뜻한 열이 없으면 어떤 일이 벌어질까? 만약 그런 상태에 놓인다면 그것은 면역력의 완전한 사망이자 호전반응의 중단이라고 할 수 있다.

인간은 온열동물로 생명 온도의 마지노선인 약 30℃ 이하가 되면 소생력을 완전히 상실하게 된다. 그 정도 체온이면 자연치유의 힘에 의한 호전반응도 일어나지 않는다. 태양(생명) 에너지인 온열이 파괴되면 죽음이 찾아오는 것이다.

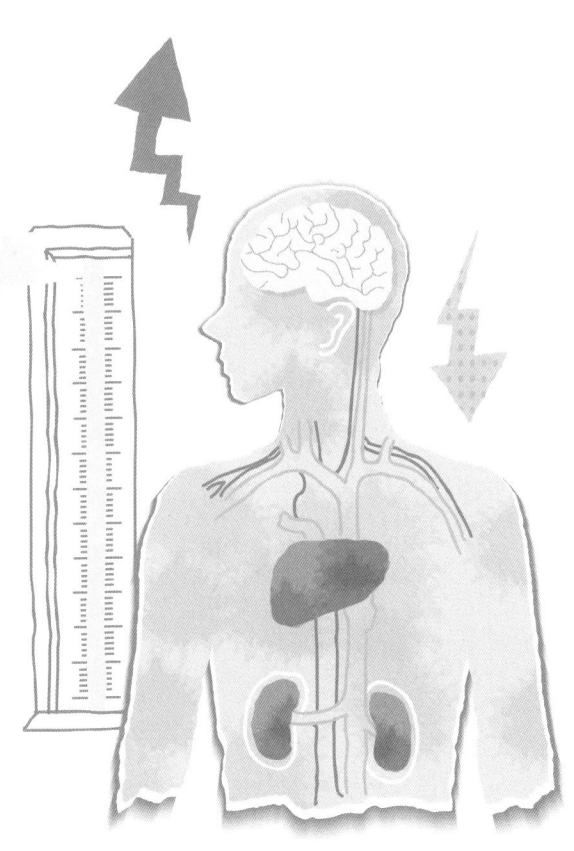

06 호전반응의 근원은 열에너지다

07
현대 서양의학으로는 호전반응을 설명할 수 없다

현대인의 면역력은 혹사당하고 있으며 그 냉기류는 인체의 재생시스템을 약화시켜 자연치유반응마저 잠들게 한다. 정상체온 상태에서 인체는 만성질환에 걸리기 전에 스스로 자연에 순응하는 자연치유반응으로 질병(노화)의 악화를 막는다. 그렇다면 호전반응이라는 인체의 치유시스템은 어떻게 작동될까? 그 근본은 바로 생명 재생의 열(태양=영양)에너지에 있다. 모든 생명체는 수천 년의 생명 진보의 역사를 통해 정상체온 유지시스템을 발달시켜 왔다. 그 자연치유시스템은 살아있는 모든 생명체 안에 잘 구비되어 있다.

동물의 경우, 낡고 병든 세포를 자살로 유도한 다음 새로운 세포를 되살리는 재생 능력이 바로 생명체의 보존 능력이자 체온 유지 능력이다. 이러한 생명 유지(치유) 능력은 인체의 자연치유력을 통해 증상이라는 병적 반응으로 호전된다.

체내에 독소 및 노폐물이나 유해물질이 없으면 혈액이 잘 순환되고 정상체온을 유지하게 된다. 정상체온이 유지되면 독소와 노폐물이 원활히 배출되는 것은 물론 영양을 잘 연소시키고 혈관을 팽창시켜 혈액순환이 잘 이뤄진다. 한마디로 인체 내에서 선순환이 일어나는 것이다.

이처럼 건강한 신체는 낡고 병든(냉한) 세포가 가장 적은 상태에서 정상체온을 유지하고, 정상체온에 의한 건강 세포는 미토콘드리아 내부의 에너지 발전소에서 당분을 연소시킨다. 그리고 그렇게 연소된 열에 의해 탄력 있고 견고한 근육이 유지된다. 그 근육의 힘은 다시 골격과 내장을 보정해주고 생체 조직의 팽창과 수축을 반복하면서 올바른 자세가 유지되도록 해준다. 인체의 자연치유 시스템은 늘 이런 과정을 통해 건강한 상태로 세포를 재생하는 기능을 유지한다.

인체가 정상적인 상태를 유지하면 적혈구는 생체 내에서 모든 체세포로 분화해가지만, 그 반대의 경우에는 조직 세포로부터 적혈구로 역분화를 하게 된다. 여기서 말하는 역분화란 정상적인 상태에서처럼 피(적혈구)가 살(조직 세포) 이 되는 것이 아니라, 호전반응이 일어나 거꾸로 살이 피가 되는 현상을 말한다. 물론 이것은 현대의학의 기초이론에는 존재하지 않는다.

호전반응이라는 재생 과정이 시작되면 병든 세포가 붕괴(염증화)되어 독소와 노폐물로써 체외로 배출되고, 그 병든 세포 자리에 새로운 세포가 만들어진다. 그 새 세포는 적혈구가 백혈구로 변화된 조직이다. 이 재생적 호전반응은 체온이 높을수록 활발하게 진행되며 그 온도는 구강이나 겨드랑이에서 약 40°C, 심장과 소장에서는 약 45°C로 나타난다. 쉽게 말해 인체에서 열이 난다는 것은 호전반응이 진행되고 있음을 의미한다.

이러한 재생시스템의 최고 장애요소는 바로 수많은 화학물질과 냉기다. 내가 이 책에서 다양한 호전반응을 설명하는 이유는 자연의학을 전공해 관심이 높기도 하지만, 무엇보다 내 스스로 온갖 호전반응을 겪으며 평생 앓아온 만성질환에서 벗어났기 때문이다. 그뿐 아니라 나는 수많은 사람과의 만남을 통해 다양한 호전반응을 접해 왔다.

호전반응에 대한 설명은 어디까지나 논리적이고 이론에 모순이 없어야 한다. 현대 서양의학은 혈구와 세포간의 일원론적(一元論的) 이론(음식이 피가 되고 살이 된다) 없이 마치 자동차와 기름이 이원화(자동차 기름이 엔진, 차체, 바퀴 등으로 질적 변화를 이루지 못함)된 것처럼 적혈구나 체온이 따로따로 존재하는 이원론적(二元論的) 이론을 기초로 한다. 따라서 자연치유에 따른 호전반응을 부작용으로 오인해 신체에서 일어나는 올바른 치유반응을 제대로 설명하지 못한다.

인체의 면역시스템은 늘 작동하고 있고, 이물질 제거 과정인 호전반응은 수십 종류에 달한다. 만약 인체에 면역시스템인 호전반응이 없다면 생명체라고 볼 수 없다. 이 반응이 정지되면 어떠한 병도 고칠 수 없으며 피로나 감기 등의 일상적인 질환조차 자연치유할 수 없다. 나아가 생명을 논하는 의학이나 생명과학은 무용지물이 되고 만다.

물론 서양의학에는 '항상성(恒常性) 유지'라는 의학 이론이 있지만, 인체의 치유반응에 대한 체계적이고 정확한 논리가 없다. 따라서 현대 서양의학만 공부한 의사나 영양학자에게 호전반응은 부작용으로 받아들여진다. 이들은 때로 이해할 수 없는 증상이 나타나면 불가사의한 인체의 변화에 어쩔 줄 몰라 한다. 심지어 호전반응을 질병의 악화반응으로 착각해 부작용을 들먹이면서 대체의학계의 목소리를 묵살하곤 한다.

그들에게 치유반응(재생 반응 + 생명유지반응 + 면역반응)은 그야말로 적이다. 그 탓에 그들은 증상 제거에 몰두하고 안 되면 자르거나 꿰매는 수술요법에 의존한다. 그렇게 해도 안 되면 치유 증상을 공격하는 화학약제를 남용한다. 대표적으로 암(염증, 종기)의 경우, 강력한 맹독성 화학물질인 항암제로 증상을 제압하고 방사선으로 불태우는 잘못된 치료에 몰두하고 있다. 더욱이 암 환자가 아닌데도 항암제를 투여하는 사례가 증가하고 있다. 예를 들면 강직성 척추질환자나 근무력증 환자에게도 1/100항암제를 투여하는 것이다.

그들은 이처럼 인체가 병든(냉한) 세포를 새로운 세포로 바꾸려는 재생반응을 일시적으로 잠재우고는 병이 치료되었다고 생각한다. 그렇다면 일시적으로 염증이 없어지거나 암세포가 줄어드는 이유는 무엇일까? 그것은 화학약제를 복용하거나 주사로 주입하면 세포와 혈액이 차가워지면서 열이 떨어지고 호전반응이 정지되기 때문이다.

암세포는 몸의 차가운 부위인 유방, 관(管)처럼 생긴 소화기 및 생식기, 오장육부, 조직이 엉성한 폐 등의 조직 세포에 잘 생긴다. 그 세포가 염증화되어 독소 및 노폐물(염증이나 진물, 고름 등의 이물질)을 배출하는 세포 자살이 끝나면 새로운 세포가 재생되는 과정이 진행된다. 만약 병들고 냉한 세포가 자살해 염증이 되려는 과정에서 화학약제를 복용하면 세포가 냉한 상태로 굳어 호전반응이 정지되고 만다.

암 환자의 경우, 항암제를 투여하면 암의 크기가 일시적으로 줄어들게 되는데 그 상태에서 항암제의 효과를 진단하는 검사를 하게 된다. 그러면 서양의학에서는 암이 줄었다며 항암제를 더 투여할 것을 권한다. 하지만 이후에는 암세포가 잘 줄어들지 않으며 오히려 부작용 때문에 환자는 더 큰 고통을 받게 된다.

화학적 맹독에 의한 치유 과정은 악화반응으로 세포 재생을 막고 자연치유를 약화시키는 동시에 면역력을 떨어뜨린다. 여러분은 어쩌면 종기나 눈 다래끼가 생기려고 할 때 항생제를 쓰는 바람에 세포 자살(염증이나 고름)이 이뤄지는 것이 아니라 그대로 딱딱하게 굳어버렸던 경험을 했을지도 모른다. 이는 화학적 맹독으로 혈액과 체온이 떨어져 면역력인 열이 급격히 사라지고 치유 증상이 일시적으로 제압당했기 때문이다. 인체가 자연치유를 하는 상태에서 인공물질이나 화학물질이 투입되면 부작용이 일어나거나 호전반응이 정지된다.

호전반응은 인체가 건강한 세포를 재생하는 새살갈이 현상이다. 병들고 냉한 세포를 죽이고 새로운 세포로 재생하는 과정인 것이다. 진정한 생명과학의 관점에서 인생은 자연(재생) 치유의 연속이다. 삶은 호전반응이라는 재생력에 기초하고 그 자연치유 능력이 강하면 강할수록 건강하다. 정상체온에서는 왕성한 자연치유력을 유지할 수 있기 때문에 건강하고 행복하게 장수할 수 있다. 그처럼 무병장수할 수 있는 이유는 호전반응이라는 인체 내의 '만능의사'가 내 몸을 지켜주기 때문이다.

호전반응이 잘 나타나지 않는 것은 세포가 새살갈이를 할 곳이 많지 않고 건강한 세포로 구성되어 있다는 것을 의미한다. 자동차로 말하면 에너지 효율이 높은 피스톤을 장착한 최고급 승용차와 같다.

문제는 현대인이 몸을 차게 하는 화학독성이 든 식품과 가공식품을 많이 섭취하고, 여기에 지나치게 스트레스를 받아 점점 만성질환의 체질로 변질되고 있다는 점이다. 그 증거로 체온이 냉해지면서 오는 만성퇴행성 질환이 급증하고 있다. 인체는 자연치유력이라는 호전반응을 통해 체온을 올려 독소와 노폐물을 제거하려 하지만, 몸이 냉해져 면역력이 약한 데다 독소와 노폐물이 지나치게 많아 반 건강상태(잠재적 생활습관병 환자)에 있거나 만성질환에 시달리게 되는 것이다.

실제로 현대인은 정상체온에서 0.5~1℃ 떨어진 면역력으로 그럭저럭 반 건강상태를 유지하고 있다. 이러한 체온을 유지하게 되면 암이나 성인병에 잘 걸리게 된다. 즉, 이

체온은 만성퇴행성 질환으로 가는 과도기의 면역 이상으로 이때 여기저기에 자각증상이 나타나게 된다. 만성적 생활 습관병으로 진행되는 것을 막기 위해 몸 스스로 자연치유하는 시스템을 가동해 호전반응을 일으키기 때문이다.

바로 이러한 반응이 아픔이고 병이다. 따라서 아무리 건강한 사람도 어딘가는 약간씩 아픈 곳이 있게 마련이다. 흔히 새싹이 돋아나는 4월을 잔인한 계절이라고 하는 것도 나무가 겨울잠에서 깨어나 노화된 나무 세포를 뚫고 새로운 새싹을 틔우기 때문이다. 나무라고 해서 어찌 그것이 고통스럽지 않겠는가?

마찬가지로 인간도 살아있는 한 세포의 새살갈이 과정에서 고통과 아픔을 느끼게 된다. 일상생활에서 인체 세포가 호전반응(재생작업+세포의 새살갈이)이 전혀 없다는 것은 나무로 말하면 새싹이 나지 않는 죽은 나무와 같다. 한마디로 생명력이 없는 것이다. 그러면 반 건강상태에서 인체의 각

장기가 어떤 반응을 보이는지 간단하게 살펴보자.

▶ 간장과 비담

간이 반 건강상태에 놓이면 차갑게 굳는 초기적 현상(현대 의학의 진단 기술로 알 수 없는 상태)이 나타난다. 이때 인체는 그 냉기를 제거하기 위해 열에너지를 눈이나 근육에 보내지 않고 간(내장)으로 모아 간세포의 재생을 촉진시키거나 잠자게 하는 등, 간을 쉬게 한다.

그리고 만성적인 질환으로 진단되기 이전에는 인체가 미열을 일으키거나 목감기, 코감기로 치유하고자 하기 때문에 자주 감기에 걸린다. 이때 면역력이 더욱 강하게 발동하면 전신의 자연치유가 시작되면서 감기 몸살에 따른 통증과 열을 동반한 호전반응으로 세포를 재생하려 한다. 정신적인 측면에서는 간 기능 저하로 짜증을 잘 내고 신경질적이면서 성급한 성격으로 간의 독소와 노폐물을 발산한다.

몸이 100냥이면 간은 90냥이라고 한다. 그만큼 간이 중요하다는 얘기다. 사실 장기에서 조혈된 모든 혈액은 간을 거쳐 해독, 재합성, 저장 등의 기능으로 조혈이 완성된다. 무엇보다 간과 비장은 면역계를 대표하는 장기로 특히 열을 동반하는 자연치유의 총합사령부이다. 따라서 그 호전반응으로 나타나는 감기 몸살 증상을 보다 심도 있게 살펴볼 필요가 있다.

감기 몸살로 인한 고열은 암이나 만성질환의 완치로 가는 최상의 무기다. 암이나 만성질환을 치유하려면 '고열을 동반한 감기 몸살'의 호전반응은 필수인 것이다. 면역학의 세계적인 권위자 아보도오루 교수는 자신이 저술한 《닥터 아보의 면역학 입문》에서 "현대의학의 3대 요법은 면역력을 억제한다."라고 말했다. 나아가 그는 "면역학의 관점에서 암세포는 열에 약하고 임파구는 열이 있는 환경에서 활발하게 활동한다."라고 주장했다. 특히 아보 교수는 항암제 투여로 발열을 막는 것은 자연(자연치유=호전반응)에 역행하는 것임을 강조하며 현대의학의 무지를 드러내는 항암요법은 실패할 수밖에 없다는 것을 입증했다.

일단 감기에 걸리면 임파구의 면역항체가 감기 바이러스(암 바이러스=염증 바이러스)와 싸우기 때문에 고열이 난다. 이러한 호전반응은 지극히 자연스러운 것이다. 반 건강상태로 살아가는 현대인은 이처럼 고열을 동반한 강한 감기 몸살에 걸려야만 진정한 건강체가 될 수 있다.

면역학의 입장에서 암이 발생하는 진짜 원인은 극도로 면역을 억제하는 데 있다. 즉, 모든 화학 독소 및 노폐물 같은 발병 물질에 의해 체내 면역이 철저히 암살되는 강한 스트레스를 받아 재생시스템이 무너지는 것이다. 그러면 세포가 냉해져 굳어지는 죽음의 과정에 들어서게 된다. 이를 증명하듯 암세포는 세포 재생의 힘에 의해 호전반응이 잘 나타나지 않는 35℃ 이하의 저체온 상태에서 가장 잘 증식한다.

지금으로부터 10년 후면 30대에 이르는 신세대 10명 중 5명(50퍼센트)이 암이 가장 잘 번식하는 체온에 노출될 것이다. 그리고 나머지 30퍼센트는 40대에, 20퍼센트는 5, 60대에 약 35°C의 체온에 노출될 것으로 보인다.

염증(암)성 체질인 알레르기가 요즘 3명 중 1명꼴로 나타나므로, 10년 정도 흘렀을 때 그들 대부분이 암 체질에서 암 발병 단계에 이른다는 것은 충분히 예측 가능한 일이다. 이미 알고 있다시피 전문가들은 10년 후 우리나라도 미국처럼 2명 중 1명이 암으로 사망할 것으로 예측하고 있다. 한마디로 10년 후면 암 대란이 온다는 얘기다.

어쨌든 염증성 체질은 암 체질이며 염증이라는 인체의 호전반응은 암이 잘 발생하는 온도보다 0.5°C 높은 상태에서 자주 발생한다. 그 미약한 호전반응이 갈수록 저하되어 암이 잘 발생하는 온도에 이르면 간은 거의 면역이 정지된 상태에 놓이게 된다.

반대로 암 체질도 아니고 당뇨나 중풍 등의 만성질환에 걸릴 가능성도 없는 정상체온으로 호전반응이 거의 완벽하게 일어난다면 건강하다고 할 수 있을까? 물론이다! 바로 이것이 진정으로 완전한 건강상태라고 할 수 있다. 그 상태에서는 몸이 아픈 증상이 거의 없고 자연적인 노화 과정을 걷게 된다.

완전한 건강이란 모든 체세포가 정상체온에서 병들지 않고 세포의 새살갈이가 정상적으로 이루어지는 상태를 말한다. 이처럼 건강을 유지하면 임종을 맞이할 때도 의식이 뚜렷한 상태에서 아픈 곳 없이 2~3일 안에 자연사할 수 있다. 이는 우주 자연의 관점에서 인체 세포의 재생시스템이 대우주 자연과 온전히 조화를 이룬 상태를 말한다.

그러면 정상적인 호전반응이 일어나는 완전한 건강상태를 좀 더 구체적으로 살펴보자.

완전한 건강상태를 유지하는 사람은 육체적으로 하복부(조혈의 중심으로 혈액의 약 50퍼센트가 이곳에 있음)와 척추 중심으로 열에너지가 충만해 체온이 정상적이다. 무엇보다 추위와 더위, 배고픔에 강하며 소식을 하고 거의 피로를 느끼지 않는다. 또한 6~7시간의 숙면으로 충분한 휴식을 취하기 때문에 어깨나 허리에 통증이 없고 활력이 넘친다. 물론 정신적으로도 균형이 잡혀 있어 식욕, 성욕, 물욕, 명예욕 등 욕심과 욕망을 탐닉하지 않는다.

정신적으로 슬픔과 분노, 증오는 부정적 감정으로 암에 잘 걸리는 저체온 상태를 유발한다. 반면 참된 건강상태(정상적인 호전반응 상태)에 있는 사람은 긍정적이고 낙천적이며 쾌활하다. 특히 끝없이 감사하는 습관은 면역력을 최상으로 올리는 방법이다. 한마디로 온화한 표정으로 미소를 머금은 따뜻한 인상이 무병장수의 지름길인 셈이다. 흔히 "사랑은 모든 것을 이겨낸다."는 말처럼 타인에 대한 배려와 헌신적 사랑을 베푸는 사람이 장수한다.

심신의 건강은 서로 연결되어 있고 두 측면에서의 건강

의 조화가 최상이면 천수를 누리고 자연사할 만큼 건강하기 때문에 면역력이 거의 완벽하다고 할 수 있다. 이렇게 건강한 인체는 질병으로 가득한 현대 문명 세계에서도 감기 몸살에 잘 걸리지 않는다.

만성질환자와 반 건강상태에 있는 사람들이 부지기수인 현대 문명사회에서 사람들은 대개 수천 가지의 가공식품과 수백 가지의 화학물질을 섭취하는 바람에 면역력이 거의 고갈된 상태이다. 현대의 화학 문명이 인체 깊숙이 침투해 심지어 시체가 썩지 않는 일도 발생하고 있다.

우리나라 역시 그러한 화학적 독성물질을 국민 1인당 연간 4킬로그램이나 먹고, 평생 약 200킬로그램을 먹는다고 한다. 실제로 거의 모든 가공식품에는 발암성 화학물질(식품첨가물)이 들어가고 있다. 수많은 식품첨가물 중에서 400여 가지는 합법적으로 인정하고 있지만, 엄밀히 말해 모든 화학물질은 세포의 독이자 세포에너지의 신진대사를 방해하는 차가운 성질의 물질이다.

　이처럼 수많은 가공식품과 독성 화학물질로 인해 현대인의 간장은 점점 면역력을 상실하고 있으며, 이미 극한 상태에 이른 사람도 많다. 물론 호전반응의 산물인 인체는 끊임없이 독성 화학물질을 배출하기 위해 애를 쓴다. 그러나 자기정화(맑은 피)를 위한 호전반응을 반복하다가 지치게 되면 면역계(간, 자율신경계)는 인체의 어딘가에서 자라고 있는 암세포를 발견하지 못한다. 다시 말해 호전반응이 바닥나는 바람에 면역센서가 무뎌지면 병원에서 암이라는 진단을 받을 때까지 몸 안의 면역력(자연치유력)은 깊이 잠들고 마는 것이다.

　호전반응이 악화되면 정상적인 세포 재생이 약화되고 건강하지 않은 데도 감기에 걸리지 않거나 감기에 걸리면 미열, 코감기, 목감기를 반복하게 된다. 이러한 체질이 암에 잘 걸릴 수 있는 저체온 상태의 반 건강인이며, 면역력이 고열과 통증을 동반하지 못하는 고장 난 재생시스템이다. 무뎌져 잠만 자는 호전반응이 세포 재생력을 약화시켜 차고 굳어진 경화성 체질로 만드는 것이다.

이 상태에서는 암이 진행되는 잠복기의 10여 년간 면역력 약화로 허리, 어깨, 목 등의 세포가 굳고 그로 인해 통증이나 추위를 잘 느끼게 되면서 경화성(종기성, 암 종기, 염증성) 세포의 출현을 경고하게 된다. 또한 전신성 반 건강상태에서 만성병 체질로 변질된 현대인의 간장은 만성피로와 스트레스에 시달린다. 즉, 모든 만성질환은 전신병이자 오장육부의 질병인 것이다.

현대인의 만성질환과 불가분의 관계에 있는 간장은 이렇게 해서 병이 들고 무력한 상태에 놓이고 만다. 건강이나 만성질환의 측면에서 볼 때 이처럼 호전반응이 고갈된 상태는 큰 위기라고 할 수 있다.

▶ 폐와 대장

차가운 성질의 당분, 과일, 수분의 과다섭취로 수독(水毒)이나 노폐물이 대장에 쌓여 있으면 조혈을 방해하는 원인이 되어 장기를 차게 만들기 때문에 인체의 호전반응은 설사나 묽은 변으로 그 냉기를 배출하려 한다. 그런데 만약 면역력이 약화되어 그 냉한 수독이나 노폐물을 온전히 배출하지 못하면 폐기관지까지 축적되고, 결과적으로 그 유해물질을 배출하기 위해 콧물이나 재채기를 유발하게 된다.

그래도 배출하지 못한 독소 및 노폐물과 수분이 누적되어 만성화(내성화) 단계에 이르면 인체는 천식이나 비염, 축농증, 폐렴 등의 염증반응으로 배출하거나 소각(燒)하려 한다. 그러한 염증반응이 만성화되어 더욱 냉해지고 암의 발생온도(35~36.2℃)에 노출돼 독소와 노폐물을 처리할 능력이 없으면, 암세포라는 쓰레기를 처리하고 생명을 연장하기 위해 폐암이나 대장암 같은 면역장치를 만든다.

장의 벽은 인간의 피부와 마찬가지다. 만약 대장의 대변 독(대변과 수분)과 유해균이 배출되지 못하면 몸이 습해지면서 노폐물과 수분이 축적된 피부에 호전반응이라는 배독반응이 일어난다. 인체가 습하다는 것은 차다는 것을 의미한다. 이는 인체가 차가운 성질로 변하고 많은 노폐물과 독소가 누적되었다는 면역 경고이자 질병의 신호이다. 당연히 인체의 호전반응은 그 유해물질을 배출하고 정상적인 세포 재생을 도모한다. 그 재생시스템이 정상적인 체온과 기능에 의해 잘 작동하면 인간의 피부는 건강을 유지한다.

따라서 진정한 건강은 피부가 말해 준다고 할 수 있다. 피부 미인이 건강 미인이고 그 피부는 내장의 거울인 것이다. 피부 온도는 내장의 체온과 기능 그리고 바른 척추 구조에 의해 결정된다. 피부에 순환되는 맑고 따뜻한 혈액에 의해 탄력 있는 피부조직과 매끈한 살결을 유지하게 된다. 맑고 따뜻한 피부는 피부 층의 모세혈관에서 충실하게 정화작용을 할 때라야 가능해진다.

또한 정신적 반응으로 우울해지거나 슬퍼지면 눈물로 수독을 제거하려 하고, 폐기(肺氣)의 상실로 감정의 기복이 심해지면 스트레스 속에서 우울증 증세를 보이거나 심지어 자살하고 싶은 마음까지 나타나지만 결국 인체는 열을 올려 삶의 의욕을 되살리곤 한다. 이처럼 슬픔과 비애의 장기인 폐와 대장의 부조화가 심해지면 정신질환을 유발하는 단계에 이르기도 한다.

▶ 위와 비장

기능이 떨어지면 당분이나 과일, 부드러운 빵, 음료수, 야식을 폭식하게 되고 야행성 기질이 나타나며 의심이 많고 부정적 사고의 소유자가 된다. 이러한 생활습관이 위장의 이상을 초래하면 인체는 자연치유반응을 일으키며 치유하려 애쓴다.

간혹 구토나 울렁거림으로 냉한 음식에 대한 거부반응

을 일으키지만, 그래도 좋지 않은 음식이 계속 들어오면 위장의 하수나 위 무력증으로 위를 치유해 보려 엄살을 부린다. 위가 무언(無言)의 증상으로 뇌에게 세포 통신을 보내 간절히 고쳐달라고 부탁하는 것이다. 특히 부패한 음식이 위장에 들어오면 토사곽란(위로는 토하고 아래로는 설사하면서 배가 질리고 아픈 병)을 일으켜 배독함으로써 생명을 위협하는 음식물로부터 건강을 지키기도 한다.

위와 장이 냉해 아침까지 조혈과 배설을 위한 작업을 마치지 못하고 위와 장이 혹사당하면, 더욱 늦게까지 잠을 자게하고 식욕을 떨어뜨려 위장의 휴식을 도모한다. 즉, 야행성 체질이 되어 건강의 적신호를 알리는 것이다. 따라서 아침에 밥맛이 없는 것은 위와 장에 독소 및 노폐물이 많아 장기에 휴식을 주어 건강한 상태로 되돌리려는 일상적인 호전반응이므로 억지로 아침을 먹을 필요는 없다.

위와 장의 기능을 향상시키면 소화 배설 기능의 향상으

로 아침을 잘 먹는 건강한 사람이 될 수 있다. 하지만 아침을 먹지 않고 하루에 두 끼만 먹는 식습관을 가진 사람도 건강하게 장수할 수 있다.

오전에는 체온이 0.5~0.8℃ 낮아져 장기의 기능이 저하되기 때문에 인체는 체온을 올리고 유해물질을 배출하기 위해 소화흡수의 조혈 기능보다 배독 기능이 왕성해진다. 인체는 오전에 체온을 올리고 독소와 노폐물을 밖으로 배출하는 것이다.

어쨌든 위와 장도 생활습관병을 반영하기 때문에 호전반응을 통해 끊임없이 건강한 상태로 돌아가기 위해 때로는 위염이나 위궤양을 일으키기도 한다. 이것이 만성화되면 위암이라는 종기로 '독소 및 노폐물 처리장'을 만들어 위급함을 알리고 생명을 연장하려 한다.

▶ 신장과 방광

기능이 떨어지면 혈액 중의 수분이 몸이 가장 냉한 시간에 정체된다. 특히 저녁에 성질이 찬 음식인 야식을 먹으면 아침에 잘 붓게 된다. 또한 하체가 차가워져 혈액순환이 잘되지 않기 때문에 울혈(몸 안의 장기나 조직에 정맥의 피가 몰려있는 증상)로 상체가 정체되어 심장에 부담을 주어서 이는 고혈압의 원인이 된다. 만약 귀에 혈액이 정체되면 고막 주위의 세포가 체온을 상승시키기 위해 자주 진동하는 이명(귓속에서 나는 잡음)이 생기기도 한다.

고혈압은 상반신에 정체된 혈액을 하체로 보내 신장이나 대장의 냉기를 제거하고 자연치유하기 위해 혈압을 올릴 때 나타난다. 자주 소변을 보는 것도 정체된 수분을 배설해 체온을 올리고 몸의 냉기를 몰아내기 위한 호전반응이다. 특히 추운 날씨나 스트레스로 인해 몸이 차가워지면 체온을 올려 장기의 기능을 유지하기 위해 소변을 자주 보게 하거나 몸의 근육을 떨게 하는 자연치유반응을 일으킨다.

특히 여성의 경우, 신장과 대장 등의 하복부 장기의 기능이 저하되면 하체가 붓는데 그 냉한 수독이 쌓이면 냉증이

나 생리통, 생리불순을 통해 하체를 따뜻하게 하려는 온열적 호전반응이 나타난다. 이러한 치유과정으로 자연 치유되지 않으면 굳어진 어혈이 뭉쳐 단단한 근종을 만들거나 수분과 응어리진 종기, 암 등의 독소 및 노폐물 처리 장치를 만들기도 한다. 예를 들어 여성에게 부인과 질환이 발병하면 대개 종기 부위가 일시적으로 터지면서 출혈이나 하혈 등의 병적 이물질을 배출하려는 증상이 나타난다.

▶ 심장과 소장

혈관과 심장은 살아있는 모든 세포의 영양의 통로이고 혈관의 일부가 팽창된 모양이 심장이다. 또한 심장의 근원은 소장이며 소장은 조혈의 심장부로 심장의 건강을 좌우한다. 만약 소장의 조혈이 정상적이면 맑고 뜨거운 피가 조혈되어 호전반응이 없는 건강한 상태가 될 것이다. 이 뜨거운 피가 정상체온과 정상적인 혈액순환을 가능하게 해 전신 건강이 유지되기 때문이다.

하지만 하복부인 단전(丹田) 주위가 차가워지면 약 50퍼센트의 혈액이 내부 장기에 있어야 함에도 많은 혈액이 뇌와 심장에 정체된다. 이에 따라 어깨, 목, 뇌 등의 상체가 굳어지면 심장은 혈액순환을 위해 엄청난 부담을 느껴 결과적으로 자주 긴장하거나 답답해지는 증상이 나타나게 된다.

이 상태가 계속되면 하체가 더욱 냉해지고 노폐물이 쌓여 혈액순환이 이뤄지지 않으며, 심장은 상체에 정체된 혈액을 하복부나 하반신에 보내기 위해 혈압을 올려 고혈압을 유발한다. 하지만 심장이 혈압을 올려 하반신의 혈액이 정상적으로 순환하지 못하면 상체의 혈관과 뇌혈관이 더욱 굳어지는 동맥경화가 진행되면서 고혈압이 심해져 합병증으로 이어진다.

이때 최고의 열기관인 심장은 화학 독소와 노폐물을 신장으로 보내 정화하기 위한 자연치유의 면역력을 발동시킨다. 그래야만 심장이 굳어 작동이 정지되는 상태를 면할 수 있기 때문이다. 그러나 독소 및 노폐물이 신장으로 보내지면 신장에 합병증이 시작되고 뇌에 혈액이 정체되어 뇌혈관계 경화를 초래한다.

인체의 혈관 중에서 뇌혈관은 가장 약할 뿐 아니라 인체 혈액의 17퍼센트가 집중되어 혈압에 민감하게 반응한다. 따라서 뇌의 혈액순환이 악화되면 중력의 법칙에 따라 심장에서 멀어진 뇌혈관의 혈액이 더 불안정한 상태의 고혈압이 되고 그럴수록 노폐물이 더욱 정체되어 뇌동맥 경화가 심화된다. 그렇기 때문에 고혈압의 합병증으로 뇌혈관이 파열되는 뇌출혈이 가장 많이 발생하는 것이다.

만약 혈액순환 장애로 심장에 과부하가 걸려 심장마비가 오면 죽기 때문에 인체는 자기 방어 능력인 호전반응을 일으킨다. 그 반응 중 하나가 뇌경색이나 뇌출혈 등의 질환이다. 즉, 무상무념의 상태가 되어 스트레스로부터 심장을 보호하기 위해 뇌기능을 바보로 만들어 생명을 연장해보려

하는 것이다.

 이처럼 심장은 끊임없이 혈액순환 문제를 해결하고 생명 유지를 위해 호전반응으로 치유하려 한다. 그럼에도 증상이 더 이상 호전되지 않는 이유는 무엇일까? 그것은 서구식 식생활(화학적 독소가 가득한 차가운 성질의 식품)로 장기가 더욱 냉해지고 하복부가 차가워지면서 심장이나 뇌 등에 혈액 정체가 심화되기 때문이다.

 인체 세포는 면역력을 사용해 질병을 밖으로 몰아내는 증상을 일으키지만, 질병의 본질을 모르는 현대 서양의학은 겉으로 드러난 증상만 치유하려하기 때문에 질병을 몸의 내부로 더욱 깊숙이 밀어 넣고 만다. 그 결과 증상은 일시적으로 제압되지만 그것은 '눈 가리고 아웅'하는 것이나 마찬가지다.

 열이 나면 열을 떨어뜨려 증상을 제압하는 것처럼 당뇨, 고혈압, 암, 두통, 감기 등 모든 병적인 증상을 화학약품이

나 수술로 제압하는 것이 바로 대증요법이다. 이것은 자연의학적 치유처럼 호전반응을 더욱 증강시켜 질병의 원인을 몸 밖으로 밀어내는 것과 반대다. 호전반응을 제압해 질병을 더욱 악화시키면 합병증이 진행되고, 여기서 더 진행되면 죽음으로 내몰릴 수도 있다.

예를 들어 고혈압을 생각해 보자.
하복부가 냉해지면 혈액순환이 잘 이뤄지지 않아 혈액이 하반신에서 정체되며 시간이 흐르면 심장이나 뇌 등의 상반신까지 정체현상이 이어진다. 그 결과 심장은 혈압을 올려서라도 혈액을 하반신으로 보내 만병의 근원이 되는 장기와 하체의 냉기를 고치려고 고혈압이라는 호전증상을 일으킨다.

하지만 현대의학에서는 근본적으로 혈액순환 기능을 재생시키는 것이 아니라 표면적으로 나타나는 고혈압 증상을 조절하는 화학약제를 처방하기 때문에 죽을 때까지 고혈압

약을 먹으라고 권한다. 자연의학의 관점에서 이는 절대 있을 수 없는 일이다. 더욱이 의사라면 이처럼 무지하고 무능한 말을 해서는 안 된다.

자가 치유 과정에서는 다양한 호전반응이 나타나는데 혈압이 일시적으로 올라가기도 하고 열이 나거나 식욕저하도 찾아온다. 또한 일시적인 피로와 졸음이 오기도 한다. 호전반응이 더욱 강화되면 열을 동반한 전신성 감기 몸살이 나타난다.

현대인이면 누구나 이러한 호전반응이 비슷하게 나타나지만 그 반응의 깊이나 기간은 모두 다르다. 어쨌든 건강해지는 과정에서는 반드시 열과 통증을 유발하는 호전반응이 나타난다. 허약체질이거나 만성질환자인 경우에는 호전반응이 깊게 나타나기도 하지만, 큰 아픔이나 통증이 없기 때문에 견딜 만하다.

나는 자연 의학적 치유로 다양한 호전반응을 겪으며 건강을 되찾은 수많은 사람을 보고 자연의학(대체의학)의 효능에 감탄하지 않을 수 없었다. 실제로 나 자신이 대체요법으로 건강을 찾았기 때문에 현대의학의 모순을 매일 실감하곤 한다.

오늘날에는 수많은 대체의학 종사자나 의료진은 물론 일반 대중도 현대의학이 생명 현상에 역행하고 건강상식과 의학사상에 혼동과 갈등을 야기한다는 것을 인정하고 있다. 또한 그러한 사상을 맹신하는 한 인체는 점점 병약해질 수밖에 없다는 것을 인식하고 있다.

선진국의 최첨단을 달리는 유전자 이론조차 사실 아무런 도움을 주지 못한다는 것은 날로 증가하는 다양한 생활습관병이나 희귀질환이 증명하고 있다. 같은 맥락에서 프랑스의 듀 보아 레이몬(1818~1896년)이 《과학의 한계》에서 설파했던 것처럼 "과학은 아무것도 모르며 앞으로도 아무것도 모를 것이다"라는 말의 진정한 의미를 되새기게 된다. 그는 과학이라는 것이 얼마나 겸손하고 깊이 있는 성찰을 통해 진리에 이르러야 하는지를 일깨워주고 있다. 특히 의학은 다른 분야와 달리 인간의 생명을 대상으로 하기 때문에 더욱더 주입식 교육의 지식이 아니라 창조적 연구와 자기혁신으로 깊이 자성하고 겸허한 자세를 지녀야 한다.

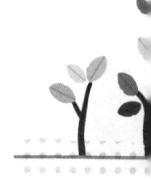

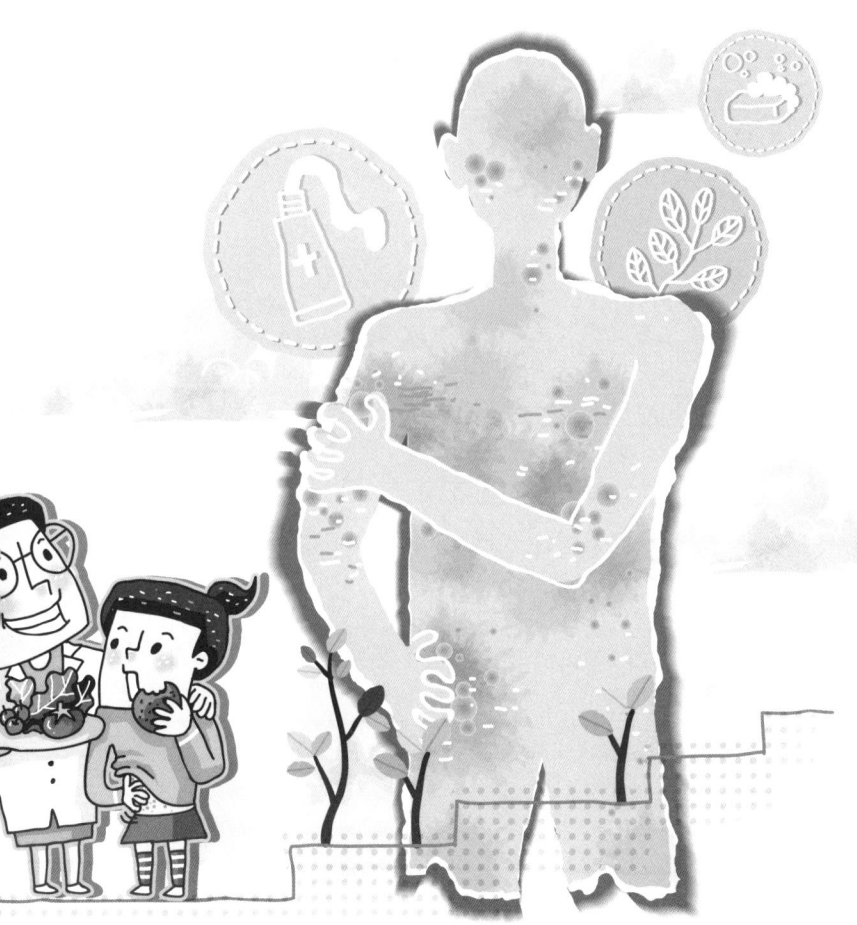

08
호전반응을 높여라.
그러면 건강해질 것이다!

동양의학에서 질병에 대한 기본적인 관점은 "병은 선(善)이다"라는 것이다. 이는 질병을 '인체가 자연과 조화를 이루지 못하는 면역적인 이상'을 정상화하기 위한 치유 과정으로 보기 때문이다. 앞서 말했듯 이를 호전반응이라고 하는데, 이것은 인체에 내재한 모든 치유 능력을 발동시킨 결과물이다. 한마디로 본래의 건강상태로 되돌아가려는 몸부림이자 숙명적인 자기소생의 능력이다.

모든 생명체는 이러한 치유 능력을 갖고 있으며 특히 인간은 복잡한 생활환경으로 인해 돌변적이고 다양한 형태로 호전반응이 나타난다. 예를 들어 체온이 상승하기 시작하면 병든 조직 세포는 자살하면서 다양한 호전반응을 거친다. 설사는 대장이 부패물질이나 독성물질, 중금속, 노폐물, 수독 등의 응어리진 숙변과 병든 장세포를 배설하려는 반응이다.

특히 장의 체온이 상승하면 정체된 전신의 수분이 장으로 모아지며 수독 제거와 함께 다량의 이물질을 배설하는 호전반응이 설사의 형태로 일어난다. 이러한 치유반응은 소우주로 불리는 인체가 생활습관의 왜곡으로 인한 질병인자(독소 및 노폐물, 수독)를 몸 밖으로 배출하고 체온을 정상화하려는 호전반응이다.

일단 체온이 정상적으로 상승하면 그 체온에 잘 견디는 강한 조직만 살아남게 되며 약하고 낡은 조직은 세포 자살로 탈락한다. 이처럼 강력한 자연치유 반응으로 장이 정상

온도에 이르러 재생이 시작되면 장 염증이나 복통을 유발해 병든 세포나 독성을 태우는 소각반응을 일으킨다. 동시에 새로운 조직을 형성하는 새살갈이를 시작한다.

반면 서양의학에서는 질병을 박테리아나 바이러스 등의 나쁜 병원균처럼 인체를 공격하는 '적'으로 간주한다. 기본적으로 질병(자연)과 나(소우주)는 하나가 아니라는 개념이 바탕에 깔려 있는 것이다. 따라서 소우주인 인체가 대우주를 역행한 결과로 발생한 병든 세포를 건강한 세포로 되돌리려는 자연치유반응을 부작용으로 오해하고 인체를 해하려는 '악'으로 받아들인다. 이처럼 잘못된 발상으로 만병을 상대로 해서 공격하고 찌르고 베고 화학제로 독살하며 방사선으로 불태운다. 이것이 현대의학의 치료라는 개념 속에 들어 있는 허상이자 실체이다.

하지만 동양의학의 관점에서는 질병을 소우주인 인체가 대우주에 순응하지 않은 결과 자연치유력이 약화된 것으로 받아들인다. 그 자연치유의 약화, 즉 몸이 점점 차가워져 면역력이 완전히 정지되면 사람은 죽게 된다. 사실 병든 육신은 인간이 36.5℃의 온열동물이라는 것을 거역한 생활습관의 결과물이다. 즉, 만병(몸이 차가워지는 것)은 자연의 일부분인 인간이 대우주라는 자연에 역행한 결과이다.

이것은 나쁜 생활습관이 고착된 것이며 우주의 진리에 반하는 생활습관의 왜곡이다. (특히 가공식품과 화학독성이 함유된 식품첨가물로 인해 우리는 심각하게 생활습관병에 노출되어 있다) 생활습관의 왜곡이 인체에 반영되고 그것이 악화되면 만성질환으로 진전된다. 대자연에 반하는 생활습관이 악화되면 악화될수록 자연치유력이 고갈되기 때문이다.

자연치유력이 약화된다는 것은 태양에너지의 산물인 생체 화학에너지 시스템이 고장 난다는 것을 의미한다. 이러한 시스템이 고장 나면 인체는 차갑게 굳어져 만성질환을 앓게 되고 결국 27℃ 이하로 떨어져 시체가 되고 만다. 그러나 우주생명의 최고 의사인 자연치유력은 탁월한 복원력으로 독소와 노폐물을 소각, 배설, 중화하는 과정을 통해 체온을 상승시킨다.

이미 알고 있다시피 건강한 체온은 나이와 상관없이 36.5~36.8℃이다. 그리고 자연치유는 최상의 체온을 관리 및 유지하는 스스로 건강법이다. 그렇다면 이처럼 최상의 체온을 유지하는 데 있어서 가장 중요한 요소는 무엇일까? 그것은 바로 생명의 핵심이라고 할 수 있는 혈액의 재료인 음식이다. 먹을거리는 피와 살, 뼈의 재료이자 인간과 자연의 절대적 생명의 고리이다.

현대의학의 아버지로 불리는 히포크라테스는 이렇게 설파했다.

"음식물(열=영양)을 당신의 의사나 약으로 삼으십시오. 음식물로 고치지 못하는 병은 의사도 고치지 못합니다. 병을 고치는 것은 바로 환자 자신의 '자연치유력' 뿐입니다. 의사는 그것을 방해하는 일이 있어서는 안 되며 또한 병을 고쳤다고 해서 약이나 의사 자신의 덕분이라고 자랑해서도 안 됩니다."

  생명과학의 전반에 정통한 히포크라테스는 많은 임상과 연구를 통해 음식이 최고의 의사이자 약이라는 것을 입증했다. 또한 '의사는 자연치유력의 조수'일 뿐이라는 점을 강조해 의사는 호전반응의 증상을 강화시키는 자연치유에 절대 가치를 두어야 한다고 주장했다. 그럼에도 의학의 아버지를 배신한 현대의학은 자연치유력을 가르치지 않는다.

09
미국을 강타한 동양의학(대체의학)

 1970년 미국의 닉슨 대통령은 암과의 전쟁을 선포했지만 그로부터 27년이 지난 후, 투자비용 220조만 탕진했을 뿐 뚜렷한 성과를 거두지 못했음이 드러났다. 이러한 국고의 낭비로 미 정부는 현대의학을 재진단하기에 이르렀고 결과적으로 "현대의학과 영양학은 잘못되었다"고 과오를 인정했다.

 미국 국립암연구소의 소장인 테비타는 "항암제는 발암제이자 증암제이다."라고 공식적으로 발표했고, 이에 덧붙여 "화학요법으로 항암제를 투여해도 암 종양은 순식간에 자신의 유전자를 변형시켜 항암제에 대한 내성을 갖는다."고 말했다. 또한 항암제의 맹독성을 질타하며 "환자에게 항암제를 투여하면 다른 장기에 또다시 암을 만든다."라고 증언했다.

결국 1990년 미국의 OJT(미 의회의 정책결정을 위한 전문기관)는 충격적인 이 보고를 듣고 암 치료를 동양의학과 일맥상통하는 '대체요법'으로 전환하기로 결정했다. 이에 따라 지금은 6 대 4의 비율로 대체요법이 우위에 있고, 대체 의학에 대한 미국의 국고보조금은 10년간 60배 급증해 30억 원에서 2,000억 원으로 대폭 증가했다.

만약 앞으로 서양의학이 자연치유력을 부활시키는 대체의학으로 전환된다면 '히포크라테스의 선서'대로 자연치유력에 기초한 생명과학의 진보가 이뤄지면서 맹독성 자살요법(수술, 항암제, 방사선)은 머지않아 지구상에서 사라질 것이다.

암 환자에게 항암제를 주입하면 온몸의 세포가 급속히 냉동화되면서 추위가 엄습한다. 그렇게 오염되고 차가워진

장은 경련이나 설사를 일으켜 맹독을 배설하려는 자연치유력을 발동한다. 화학적 맹독이 장기 조직과 조혈 기능을 파괴하기 때문에 인체의 재생반응이 장기가 추위를 견디고 체온을 보강하도록 하기 위해 전신을 부들부들 떨게 하는 면역력을 발동시키는 것이다. 따라서 심하면 강력한 경련이나 떨림을 일으키고 연약한 장기 조직이 대부분 파열되면서 구토와 설사, 식욕저하의 부작용이 나타나게 된다.

특히 항암제는 분노와 공격의 호르몬인 아드레날린을 증가시켜 임파구의 NK세포 등을 감소시키면서 남에 대한 원망과 시기를 불러일으키고, 때로는 우울증과 격노가 되풀이되면서 정신을 황폐화시킨다. 그렇기 때문에 항암제를 맞은 암 환자는 대개 가족에게 온갖 원망과 불평을 쏟아놓게 된다. 그들의 면역체계는 "웃어야 장수하고 면역력이 왕성해진다"는 것과 정반대로 성급함, 불평, 원망 등의 화가 얼굴에 맺히고 그 결과 죽음과 화를 부르는 얼굴로 변질되어 가는 것이다.

자연치유에 의한 호전반응은 통증도 견딜 만하고 빨리 끝나며, 반응 후 기분이 좋아지거나 몸이 가벼워지는 등 감정과 정신에까지 좋은 영향을 미친다. 설사의 경우에도 장내 배독으로 몸이 가뿐해지고 처지거나 지치지 않는 반응으로 그 회복력이 빠르다. 실제로 설사라는 호전반응을 거치면 장과 위가 좋아져 배가 따뜻해지고 변이 잘 나온다는 반응을 보이는 사람이 많다.

설사는 수독이나 독소 및 노폐물을 배설하기 때문에 하복부의 적인 냉기를 제거하고 장의 연동운동을 촉진시켜 변비를 해결하는 최고의 체온요법이다. 즉, 독을 배출하는 설사야말로 소화기의 대청소이자 장 재생의 기초이며 정상 체온으로 가는 핵심이다. 이를 대자연의 법칙에 비유한다면 폐수 쓰레기를 대청소하고 토양을 비옥하게 하는 홍수 같은 자기정화 수단이라고 할 수 있다. 대표적으로 차가운 성질을 가진 음식을 먹거나 스트레스를 받을 때 설사가 나타나는 과민성 대장증상은 장이 차가워져 냉기를 몰아내려는 자연치유의 증상이다.

건강하고 따뜻한 장이 되게 하려면 호전반응을 강화해 장 내의 여러 가지 유해물질을 제거한 다음, 성질이 따뜻한 식품 위주의 자연 식이요법으로 장을 정화해야 한다.

인체의 호전반응 중에서 특히 조혈기능을 하는 소화기는 매우 중요하다. 이밖에도 위나 간, 심장, 신장, 어깨, 목, 구강, 뇌, 사지 등 인체의 곳곳에서 자연 치유반응이 나타난다. 만약 이러한 호전반응이 나타나지 않는다면 그는 120살까지 건강하게 살아갈 사람이라고 할 수 있다.

인간의 무병장수는 오장육부의 기능에 달려 있고 그 장기의 중심에 있는 소화기 상태가 전신의 건강을 좌우한다. 진정한 건강은 위와 장에서 시작된다는 것을 깊이 인식하고 옛말처럼 "잘 먹고 잘 싸고 잘 자는 사람이 건강하다"는 말의 의미를 되새겨야 한다.

튼튼하고 뜨거운 장을 만들기 위해서는 장의 독을 배출하기 위한 호전반응을 촉진시키고, 혈액이 복부에 모아져 소화보다 배설에 집중할 수 있도록 배를 더욱 따뜻하게 해야 한다. 옛날에 손자손녀가 배가 아프다고 하면 할머니들이 배를 살살 문질러 따뜻하게 해준 것은 참으로 지혜로운 일이었다고 할 수 있다.

특히 열이 많은 어린이나 유아는 인체의 이물질을 자주 배설하고 튼튼하게 자라기 위해 열을 동반하는 아픔이 반복되면서 자연치유하는 호전반응을 일으킨다. 허약한 아이들은 생활습관병을 자연치유하기 위해 자주 호전반응을 일으키는데 이는 그들이 열이 많고 혈액이 맑아 순환속도가 빠르기 때문이다. 즉, 열이 난다는 것은 자연치유의 발동으로 몸 안의 병원체를 배설하고 본래의 건강한 상태로 되돌리려는 치유 증상이다.

10
위의 냉기와 유방암, 그리고 호전반응

 건강식품을 복용하거나 식이요법, 온열요법, 한방 등의 자연요법을 시행해 자연치유력이 제대로 발동하면 식욕저하 반응이 오게 된다. 만약 호전반응을 미약하게 느끼거나 열감이 약해 체온이 오르지 않는다면 치유력이 약하다는 것을 의미하므로 보다 효과적인 치유방법을 찾아야 한다.
 어쨌든 위장이 건강하지 못한 사람은 이러한 호전반응을 거치게 되는데, 반응의 끝에 이르면 재생된 건강 세포가 활발해지면서 식욕이 왕성해지기도 한다. 하지만 거기서 더 진행되면 소식을 하게 되고 입맛이 좋아진다. 생활습관병이나 암, 고혈압, 당뇨 등을 대체의학으로 치유하게 되면 미각이 정상화되는 것이다. 다시 말해 호전반응이 마무리되면 식습관이 치유되고 이는 생활습관의 치유는 물론 성격 및 정신의 치유로 이어진다.

유방암 역시 위장이 지배하는 부위로 위 기능의 저하 없이는 걸리지 않는다. 일단 위장장애가 오면 어깨에 통증이 자주 느껴지고 목이 뻐근해지며 등이 무거워지면서 만성피로감은 물론 견갑골 주위가 격하게 아파온다.

돌출된 여성의 가슴은 지방으로 감싸진 냉한 세포로 이뤄져있다. 유방암은 남성에게는 거의 나타나지 않는데, 유방암이 나타나기 전에 위장의 위에 있는 폐 세포가 냉해져 폐 기능이 나빠지며 우울증이 발생하기도 하고 감정의 기복이 심해지면서 스트레스에 약해진다.

이러한 병적 증상은 냉한 위장에서 비롯된다. 냉한 위장은 어깨나 등, 목과 뇌로 호전반응이 나타나면서 치유되어 간다. 물론 위장의 질환이 좋아지면 식성도 좋아져 과식하지 않고 씹는 횟수가 증가하기 때문에 어떤 종류의 생활습관병이든 상태가 호전된다. 특히 오랫동안 위가 좋지 않았던 사람은 몇 년에 걸쳐 반복적으로 호전반응이 나타나면서 좋아진다.

위장이 튼튼해지면 전통적인 참살이 식사를 즐기게 되며 단음식이나 과일, 인스턴트식품, 육류, 탄산음료, 면 종류의 먹을거리를 자연스럽게 멀리하게 된다. 또한 위장의 관문인 입과 구강의 세포 조직이 튼튼해져 잇몸의 염증이 나 미각, 입맛이 정상적으로 치유된다.

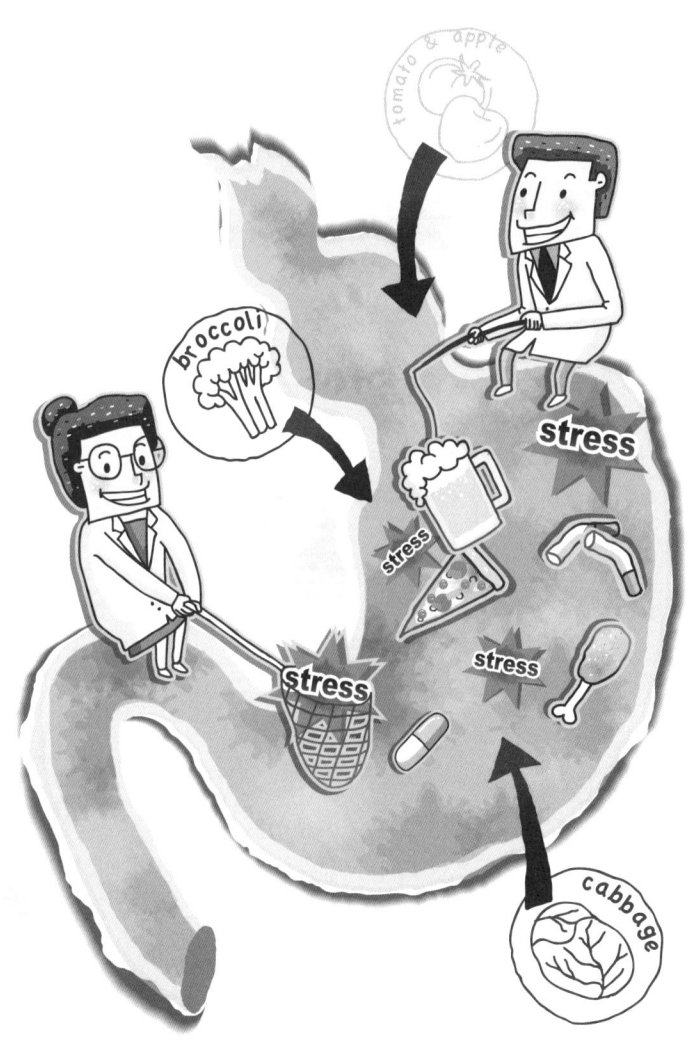

11
당뇨병도 위장의 냉병이다

췌장은 위장의 지배를 받기 때문에 위장의 기능 저하 없이는 췌장은 병들지 않는다. 위장이 차가워지면 장기는 점점 성질이 찬 것을 좋아하게 된다. 알고 있다시피 당뇨병은 소변 중에 포도당이 배설되는 질환을 말한다.

위 밑에 있는 췌장은 인슐린을 분비해 혈당을 조절하지만 현대인 중에는 잘못된 식습관으로 그 기능이 저하된 경우가 많다. 그 결과 혈액 속에 당분이 기준치 이상 배설되면서 온갖 만성 합병증을 일으키게 된다. 다카오 도시가쥬

(高尾利數) 교수는 자신이 저술한 《설탕은 몸과 마음을 미치게 한다》에서 "당뇨병은 성인병이 아니라 '청년병'이라고 하면서 초등학교에서도 당뇨병 환자가 속출하고 있다"고 경고하고 있다.

 당뇨병의 자각증상은 암 등의 생활습관병과 비슷하다. 내부 장기가 냉해져 혈액순환이 잘 되지 않아 갈증이 나고 배고픔에 약해 과식을 하며 눈이 자주 피로해지는 것은 물론 치아가 약해진다. 또한 추위에 약하거나 피로가 자주오고 어깨통증 및 요통을 동반한 체온저하로 의욕을 잃거나 감정의 기복이 심해진다. 여성의 경우 월경 이상이나 저혈압증이 되기 쉽고 체질에 따라 체중이 늘기도 하며 지나치게 여위기도 한다. 심지어 과체중으로 고통 받는 비만증에 걸리기도 한다.
 이 모든 증상은 체온을 올려 병든 세포를 태우는 호전반응 때문에 일시적으로 심해지는 당뇨의 자각증상으로, 이 반응은 전신의 여기저기에 돌아가면서 나타난다. 하지만 치유가 진행되면서 점점 그 반응이 약해진다. 이러한 반응은 수년에 걸쳐 나타나며 점점 건강이 좋아진다는 것을 느낄 수는 있지만 완전히 없어지지는 않는다.

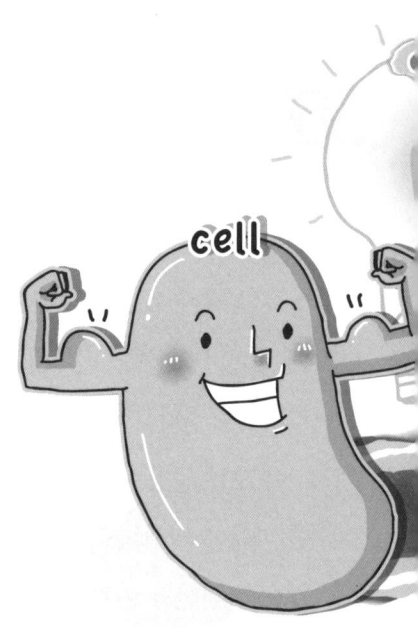

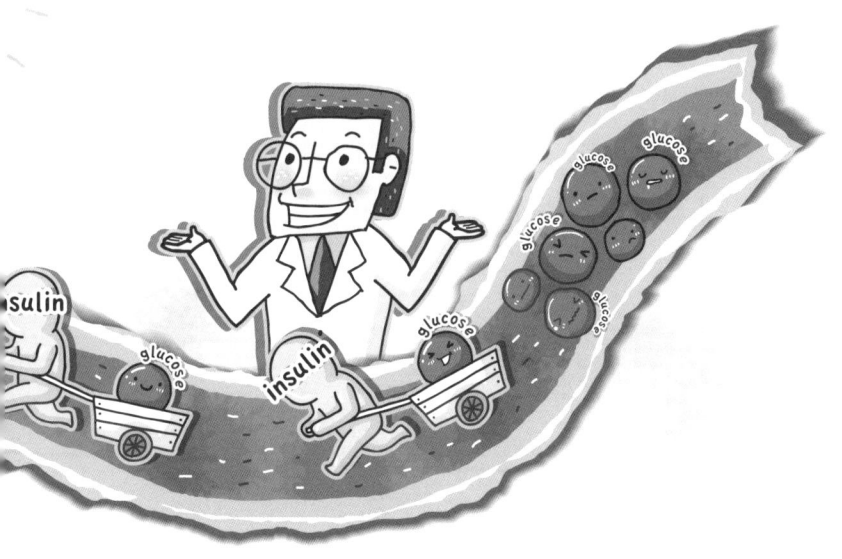

12
호전반응은 일시적인 아픔을 동반하지만, 그것이 진정한 치유의 길이다

우리가 살아있다는 것은 자연치유의 연속이므로 호전반응은 끝이 없다. 건강할수록 그 반응이 미약하지만 조금이라도 치유반응이 있다는 것은 면역력의 작용으로 치유가 행해지고 있다는 것을 의미한다. 옛말에 "골골 80"이라는 것이 있다. 이는 온갖 병치레를 하면서도 오래 사는 사람을 두고 하는 얘기다. 물론 진정으로 건강하다면 아픔이나 질병 없이 살아갈 수도 있지만, 서구화된 식생활과 스트레스에 파묻혀 살아가는 현대인은 수많은 화학독소와 노폐물로 반 건강상태로 살아갈 수밖에 없다.

대체의학의 유명한 슬로건처럼 "아파야 낫는다"는 것은 진리다. 아픔은 호전반응의 시작이고 냉한 조직 세포의 분해 과정을 의미한다. 따라서 호전반응이 없다면 그것은 오히려 죽음을 의미한다.

체온저하로 재생력(호전반응)이 약화되는 것이 바로 만성질환의 시작이며 그것이 심각하게 나타나는 것이 암이다. 소생의 분기점인 34℃의 저체온에 이르면 호전반응 없는 사망의 길에 이르게 된다. 반대로 체온상승은 장이나 간장 등의 장기 온도를 상승시켜 수독과 묽은 소화액이 장벽으로 몰려들면서 설사를 유발시킨다. 암을 비롯한 만성질환은 인간 체온의 저하로 인해 가장 빨리 노화된 퇴화 현상이다.

일반 대중은 현대의학이나 영양학의 고정관념에 사로잡혀 건강의 진리를 모르고 자꾸만 질병을 증산시킨다. 병원과 약국을 빈번하게 들락거리며 경제적 손실만 키워가는 것이다. 그러한 폐단을 없애기 위해서라도 면역력을 높이는 호전반응을 정확하게 이해해야 한다.

 암은, 아니 모든 질병은 인체의 장기가 차갑게 굳어지는 냉병이다. 보다 정확히 핵심을 꼬집는다면 설사 손발이 뜨겁거나 다혈질이라 피부나 근육에 열이 많아도 하복부가 냉하면 암 체질이다. 나무에 비유하면 뿌리가 차가워져 굳으면 죽는 이치나 마찬가지다. 암 환자는 수액이 마른 나무처럼 혈액과 살이 말라 죽고 만다. 나는 평생 복부가 따뜻한 암 환자를 한 번도 본 적이 없다.

 생과 사, 건강과 허약, 행복과 불행은 냉기를 제거하고 온기를 되살리는 것에 달려있다. 인간은 온열동물이기 때문에 당연히 온기를 되살려야 한다. 그렇다면 결론은 하나다. 호전반응은 냉기가 온기로 바뀌어가는 과정에서 일어나므로, 호전반응에 대한 지식 없이는 절대 진정한 건강을 되찾을 수 없다.

이런 고정관념에서 당장 탈출하라!

» 병에 걸리면 병원에 간다.
» 병에 걸리지 않는 사람일수록 건강하다.
» 건강한 사람은 감기에 안 걸린다.
» 치료하면 낫는다.